职业教育护理类专业"十二五"规划教材（行业审定版）

护理与法

刘太华　主编

化学工业出版社

·北京·

本书结合护理专业特点和护理岗位实际需要进行内容规划，突出了护理学与法学的交叉贯通，从一般法律和卫生法律法规入手，引出护理法律关系和护理立法的概述，重点介绍了《护士条例》、《医疗事故处理条例》等法律法规，护士和病人权利保护、护患纠纷处理等护理领域常见的法律问题，以及新时期护理工作遇到的法律新问题和争议等内容。本书力求通俗易懂，采用案例导入的方式，从案例分析引出法律问题的叙述，用知识链接的方式补充相关法律条文和最新动态，力争在保持法律严谨性的同时突出趣味性，帮助广大护理从业人员提高法制意识，从而促进护患关系和谐发展。

　　本书适合作为护理专业高等学校教材，也可作为护理从业人员的参考用书。

图书在版编目（CIP）数据

护理与法/刘太华主编. —北京：化学工业出版社，2013.9
职业教育护理类专业"十二五"规划教材（行业审定版）
ISBN 978-7-122-17998-2

Ⅰ.①护⋯　Ⅱ.①刘⋯　Ⅲ.①护理学-高等职业教育-教材
②卫生法-中国-高等职业教育-教材　Ⅳ.①R47②D922.16

中国版本图书馆 CIP 数据核字（2013）第 165061 号

责任编辑：李植峰　张　微		文字编辑：王　可	
责任校对：宋　夏		装帧设计：关　飞	

出版发行：化学工业出版社（北京市东城区青年湖南街 13 号　邮政编码 100011）
印　　刷：北京云浩印刷有限责任公司
装　　订：三河市宇新装订厂
787mm×1092mm　1/16　印张 11　字数 262 千字　2013 年 10 月北京第 1 版第 1 次印刷

购书咨询：010-64518888（传真：010-64519686）　售后服务：010-64518899
网　　址：http://www.cip.com.cn
凡购买本书，如有缺损质量问题，本社销售中心负责调换。

定　　价：24.00 元

职业教育护理类专业"十二五"规划教材（行业审定版）
编审委员会名单

主任委员　吴欣娟

委　　员　（按姓名笔画排列）

丁郭平	马玉芬	马祥梅	王桂芝	王敬红	王　辉
王明跃	王　欣	王爱华	王文燕	代凤兰	白建民
毕清泉	曲桂玉	曲振瑞	朱　力	华桂春	刘太华
刘爱红	牟绍玉	孙　静	孙　红	杜礼安	杨友谊
李艳梅	李　戈	李广霞	李延玲	吴欣娟	何秀堂
佟玉荣	余　雪	余晓云	宋慧英	张晓静	张明群
张新红	张小兆	张红梅	陈香娟	陈　路	范　真
范文静	季兰芳	孟晓红	孟庆慧	赵艳伟	郝玉梅
施　慧	秦　瑛	郭彦峰	郭　娜	龚爱萍	盛晓燕
符宝敏	章新琼	彭　蔚	简清梅		

职业教育护理类专业"十二五"规划教材（行业审定版）建设单位名单（按单位名称笔画排列）

上海立达职业技术学院	重庆医科大学
上海中医药大学	首都医科大学燕京医学院
内蒙古民族大学	泰山医学院
长江大学	莱阳卫生学校
平阴县职业教育中心	铁岭卫生职业学院
北京市昌平卫生学校	唐山职业技术学院
扬州环境资源职业技术学院	海南医学院
江苏联合职业技术学院南通卫生分院	聊城职业技术学院
江西新余学院	黄淮学院
安徽医科大学	商丘医学高等专科学校
安徽中医学院	淮南职业技术学院
沧州医学高等专科学校	淄博职业学院
阿克苏职业技术学院	常德职业技术学院
金华职业技术学院	湖北省荆门市第一人民医院
阜阳职业技术学院	滨州职业学院
武汉铁路职业技术学院	滨州医学院
南阳医学高等专科学校	德州学院
南阳医学高等专科学校第一附属医院	潍坊医学院
荆楚理工学院	衢州职业技术学院

编写人员名单

主　编　刘太华

副主编　刘光维　陈新萌　孙秀明

编写人员　（按姓名笔画顺序排列）

　　　　　王晓玲　（莱阳市卫生学校）

　　　　　刘太华　（山东省平阴县职教中心）

　　　　　刘光维　（重庆医科大学附属第一医院）

　　　　　孙大勇　（山东省平阴县职教中心）

　　　　　孙秀明　（莱阳市卫生学校）

　　　　　李　霞　（山东省平阴县职教中心）

　　　　　宋兰亭　（山东省平阴县职教中心）

　　　　　陈新萌　（南阳医学高等专科学校）

　　　　　邵广宇　（首都医科大学燕京医学院）

　　　　　韩凤毅　（莱阳市卫生学校）

序

当前，我国医疗卫生事业进入了新的发展时期，在医药卫生体制改革不断深化的大环境下，我国护理事业发展也取得了显著的成效。截至"十一五"末，我国注册护士总数已达到205万，较2005年增长了52%，医院医护比例倒置的问题逐步实现扭转。同时，随着专科护士规范化培训的大力开展，护士队伍的专业技术水平也在不断提高。各级各类医院在落实医改任务过程中，坚持"以病人为中心"，积极改革临床护理模式，使临床护理逐步从简单的以完成医嘱为中心的功能制护理，转变为以责任制整体护理为核心的优质护理，护理实践的内涵不断得到丰富。这就要求责任护士不仅要协助医院完成患者的治疗性工作，而且更加注重运用专业技术知识，全面担负起对患者的专业照顾、病情观察、心理支持、健康教育和康复指导等各项护理任务，以便为患者提供安全、优质、满意的护理服务。这也对护理职业教育提出了更高、更全面的要求。

"十一五"期间是我国职业教育实现跨越式发展的阶段，在经济发展需求的推动下，在教育部《关于全面提高高等职业教育教学质量的若干意见》（教高〔2006〕16号）以及职业教育"五个对接"、"十个衔接"、"系统培养"精神的指导下，职业教育不断从传统教育教学模式中蜕变出新，初步实现了从局部的改革到全面的建设。然而，就目前护理职业教育而言，还存在诸多问题，如教学与临床还存在一定的脱节现象，部分教学内容陈旧，往往未及时涉及临床已经应用的新知识和新技术；学校教师下临床较少，尚未真正实现"双师型"队伍的建设；相当一部分学校教学方法相对传统，缺乏对学生综合性、整体性素质的培养，教学过程中缺乏对优质护理理念和工作模式的灌输。此外，尽管"十一五"期间，在各级教育主管部门、各院校以及各个出版社的大力支持下，确实出版了一大批优秀的、符合职教特点的教材，然而职业教育教材建设也还存在以下问题：教材的内容与职业标准、临床实际对接不紧密，不能反映新技术、新进展；职教特色不鲜明，不能恰当地体现优质护理的观念和工作模式；本科、中高职教材脱节、断层和重复等，不能很好地适应经济社会发展对应用型、技能型人才培养的要求。在对"十一五"期间教学改革进行经验总结和评估的基础上，在《教育部关于"十二五"职业教育教材建设的若干意见》（教职成〔2012〕9号）精神的指导下，化学工业出版社邀请全国高职高专院校护理类专业的教学负责人和骨干教师，以及临床护理行业的权威专家，共同组织和策划了"职业教育护理类专业'十二五'规划教材（行业审定版）"的编写工作。

本套教材建设的基本原则是：①遵循"三基五性"的教材编写原则，体现教材的思想性、科学性、先进性、启发性和适用性，从科学素质、创新意识、实践技能等方面实现立体化教学；②符合和满足职业教育的培养目标和技能要求，注意本科教育和职业教育的区别，力求实现中高职教育的有机衔接；③在注重学生全面发展的基础上，以常规技术为基础，以关键技术为重点，以先进技术为导向，体现与临床发展相同步、与当前形势相同步的原则；④注重教材的整体规划性，一方面按基础课和专业课的特点，分别制订了相对统一、规范的教材建设标准，体现整套教材的系统性和规划性，另一方面，协调了不同教材间内容上的联系与衔接，尽量避免遗漏和不必要的重复；⑤体现一线教师编写、行业专家指导、学校与医院结合的全新的教材开发模式，使教材内容切实结合职业岗位的能力需求，实现与医院用人需求的合理对接。

在这套教材的开发中，我们建立了一支能够适应职业教育改革发展要求的教材编审队伍，汇集了众多教学一线老师的教学经验和教改成果，而且得到了来自临床一线护理行业权威专家的指导和支持，相信它的出版不仅能较好地满足护理职业教育的教学需求，而且对促进学科建设、提高教学质量也将起到积极的推动作用。

吴欣娟

2013 年 1 月

前　言

随着我国社会主义法制化建设的不断推进和社会主义法律体系的不断完善，法律意识逐步在各个领域发挥重要作用。由于护理行为是由职业道德规范与法律规范共同约束的，所以医、护、患三者在诊疗护理过程中应增强法律意识，依法行医，依法护理，增强自我保护意识。护理工作是护理人员对患者进行治疗、护理、康复、健康指导等一系列的系统工程，护理人员应不断加强法律法规的学习，不断学习最先进的护理方法和理论，并应用于实践，提高自己的思想素质和专业素质，与时俱进，树立全心全意为患者服务的思想意识。

近年来，医患、护患关系紧张造成的医患、护患纠纷时有发生，其中很大程度上是由于沟通不到位、医患护患双方不能互相理解造成的，但也有很多是由于医护人员职业道德，尤其是法律意识不强引起的。如果护理人员能在加强沟通的前提下增强法律意识，自觉守法、用法，自觉运用法律武器约束自己和保护自己，将会最大限度地减少纠纷和麻烦，从而打造良好的医疗秩序，更好地为广大患者服务。卫生法律法规与护士的工作息息相关，如果缺乏相关知识，对护士的工作极为不利。因此，为了提高临床护理质量，减少医疗纠纷的发生，护士须具备一定的卫生法律法规知识。我国法律对于护理活动的规范还处于初级阶段，很多新兴医疗问题还处于法律的监管空白，需要国家加快护理立法的步伐。

本书充分结合护理专业特点和护理岗位实际需要进行内容体系设计，采用案例导入的方式，从具有代表性的经典案例分析入手，引出对相关法律问题的讨论，旨在通过形象具体的事例让学生逐步掌握护理领域有关法律法规的要求，养成依法办事的思维方式和习惯，树立法制观念，增强法制素养，进而推动护理工作法治化，促进护患关系和谐发展。

本书由刘太华、孙秀明提出全书编写框架和大纲，各章节分工与执笔情况如下：第一章，孙大勇；第二章，李霞、刘太华；第三章，宋兰亭；第四章，邵广宇；第五章，陈新萌；第六章，孙秀明；第七章，王晓玲；第八章，韩凤毅；第九章，刘光维；第十章，刘太华。由刘太华、孙秀明、刘光维、陈新萌初审，各编者根据初审意见修改后，最后由刘太华审阅、统稿并定稿。

由于护理方面的法律法规涵盖面较广，护理与法是新兴的交叉学科，其内容和体系尚在不断完善和探索之中，书稿中不当之处在所难免，诚望各位专家、同仁和读者提出建议和意见，我们深表感谢。

编者
2013 年 6 月

目 录

第一章

法 律 概 述

　　我国法律是指以宪法为统帅，以法律为主干，由宪法相关法、民法、商法、行政法、经济法、社会法、刑法、诉讼与非诉讼程序法等多个法律部门组成的有机统一整体；是指自我国改革开放以来，享有立法权和司法解释权的国家机关，坚持在中国共产党的领导下，为保障人民民主专政的国家政权及国家、集体和公民个人的合法权利而制定并修正的宪法、法律、行政法规和地方性法规的法律体系的总称。

第一节　法的基本理论

　　随着现代法治国家建设不断推进和法治社会的不断完善，法律规范越来越深入到社会生活的方方面面。人们要了解某一具体领域的法律规范，首先要了解法律的基本理论和精神。

一、法的概念、本质和特征

　　法的含义究竟是什么？这是一个非常复杂的问题，不同的民族，在不同历史时期，表达法这种现象的用词不同，对法的词义的理解也不同。

　　1. 法的概念

　　法是社会生活中经常使用但又是很难做出定义的一个概念。历史上曾经出现过形形色色的定义。大致可以分为马克思主义与非马克思主义。

　　西方关于法的定义，一般都是非马克思主义的。古代西方许多地方都将法律的创制归结为神，认为法是神的意志的体现，此为神意说；分析实证主义法学家则认为法律是一种规则，是国家创制的用以约束人们行为的规范，此为规则说；又说法是控制社会的一种工具，是为工具说；英美法系国家学者认为法官通过判例来创制法律，此为法官造法说；自然法学则倡导理性说，认为法律是人理性的创造物，是理性的（最高）体现和表达。凡此种种，不一而足。

　　马克思主义认为，法是由国家制定、认可并由国家保证实施的，反映由特定物质生活条件所决定的统治阶级（或人民）意志，以权利和义务为内容，以确认、保护和发展统治阶级（或人民）所期望的社会关系、社会秩序和社会发展目标为目的的行为规范体系。

　　法的概念有广义与狭义之分。广义的法是指国家按照统治阶级的利益和意志制定或者认可，并由国家强制力保证其实施的行为规范的总和。狭义的法是指具体的法律规范，包括宪法、法令、法律、行政法规、地方性法规、行政规章、判例、习惯法等各种成文法和不成文法。

知 识 链 接

　　法在中国古代有公平、惩罚二层含义。春秋前常见于史籍的"刑"，事实上就是法，如禹刑、汤刑、九刑等。"律"字在《说文解字》中是指"均布也"。"均布"是古代调音律的工具，用以比之"律"，说明律有规范公民行为的作用，是人人普遍遵守的规范。

　　西方的法、法律含义非常复杂，除英文中的 law 外，拉丁文 ius、lex，法文中的 droit、loi，德语中的 recht、gesetz 分别代表着法与法律。一般来说，西方法的词意的核心首先是正义（公平、公正），法是正义的体现，其次是权利，再次是规则，人的权利之规则。法律既保护人们的正当权利，同时也惩治人们的不正当行为。

2. 法的本质

　　马克思主义哲学认为，本质与现象是一对范畴，本质是事物的内部联系，现象是事物的外部联系。本质是通过现象表现出来。总结马克思主义创始人的有关论述，法的本质包含三个方面。

　　（1）**阶级性**　法律是人类有意识有目的的活动的产物，是人意志的结果，带有很强的意志性色彩。在阶级对立的社会，法律是统治阶级共同意志的表现。它的应运而生，就源于统治阶级的需要。统治阶级以其所制定的法律作为应不应该动用其强制力量的尺度和规范，对那些威胁其统治的行为进行打击。随着民主制度的不断推进，越来越多的被统治阶级能够参与到法律的制定和修改之中，但这毕竟只是统治阶级缓和其阶级矛盾的一种手段，本质仍然没有改变。

　　（2）**正式性**　正式性或称官方性、国家性。任何一种社会规范都具有强制性，都有保证其实施的社会力量。然而，不同社会规范的强制性在性质、范围、程度和方式等方面是不尽相同的。法的强制性不同于其他规范之处，不仅在于法是由国家制定或认可的行为规范，还有一个重要因素，就是其具有的国家强制性，它是以国家强制力为后盾，由国家强制力保证实施。法的国家强制性，既表现为国家对违法行为的否定和制裁，也表现为国家对合法行为的肯定和保护；既表现为国家机关依法行使权力，也表现为公民可以依法请求国家保护其合法权利。

　　（3）**物质制约性**　法的内容受社会存在这个因素的制约，其最终也是由一定社会物质生活条件决定的。首先，社会物质生活条件是法存在的基础。任何一个民族、国家、社会都不能脱离开它的具体的地理环境、人口、生产方式诸条件而生存，任何一个民族、国家、社会也不能无视具体的地理环境、人口、生产方式而从事自己的文化、思想、制度、历史和社会生活等各方面的活动。其次，在社会物质生活条件各要素中，生产方式具有决定性的意义。有什么样的生产方式，就有什么样的法律，离开了一定的生产方式，法就失去了存在的根据和基础，也就无从产生、存在和发展。第三，法律是经济的集中体现和反映。法律本身具有内在的经济逻辑、经济机制、经济属性，一切法律问题，归根到底都是经济关系、经济状况、经济机制的反映和要求，任何一条法律，任何一种法律规范，任何法律体系无不体现经济方面的基本规律、基本原则、基本要求。

3. 法的特征

　　（1）**法是调整人们行为的社会规范**　社会规范是指人与人相处的准则，具有社会性又具有个人性。习惯、道德等社会规范建立在人们的信仰或确信的基础上，通过社会舆论、传统的力量、社团内部的组织力量或人们的内心发生作用。法律则是一种以公共权利为后盾的、具有特殊强制性的社会规范。

（2）法是由国家制定或认可的具有特定形式的社会规范　法律的形成有两种基本方式：一是制定法律，即享有国家立法权的机关，按照一定的权限划分，依照法定的程序将掌握政权阶级的意志转化为法律。二是通过国家认可的方式形成法律，也就是对社会中已有的社会规范（如习惯、道德、政策等）赋予法的效力。

（3）法是具有普遍性的社会规范　法的普遍性具有三层涵义：一是普遍有效性，即在国家权力所及的范围内，法具有普遍效力或约束力；二是普遍平等对待性，即要求法律面前人人平等；三是普遍一致性，即法律的内容始终具有与人类的普遍要求相一致的趋向。

（4）法是以权利义务为内容的社会规范　法是通过设定权利义务为内容的行为模式方式，指引人的行为，将人的行为纳入统一的秩序之中，以调节社会关系。法所规定的权利义务，不仅是对公民而言的，而且也是针对一切社会组织、国家机构的。法不仅规定义务，而且赋予权利。

（5）法是以国家强制力为后盾，通过法律程序保证实现的社会规范　法律强制是一种国家强制，是以军队、警察、监狱、法庭等国家暴力为后盾的强制。

（6）法是可诉的规范体系，具有可诉性　法的可诉性是指法律具有被任何人（包括公民和法人）在法律规定的机构（尤其是法院和仲裁机构）中通过争议解决程序（特别是诉讼程序）加以运用以维护自身权利的可能性。

二、法律关系和法的分类

1. 法律关系

（1）法律关系的概念　法律关系是指被法律规范所调整的权利与义务关系。法律关系是以国家强制力作为保障的社会关系，当法律关系受到破坏时，国家会动用强制力进行矫正或恢复。

知识链接

法律关系具有以下特征。

首先，它是以法律规范为前提的社会关系。一方面，法律规范是法律关系存在的前提，没有相应的法律规范的存在，就不可能产生法律关系。另一方面，任何一种法律规范只有在具体的法律关系中才得以实现。

其次，它是以权利义务为内容的社会关系。这种权利和义务可以是由法律明确规定的，也可以是由法律授权当事人在法律的范围内自行约定的。

第三，它是以国家强制力作为保障手段的社会关系。当法律关系受到破坏时，就意味着国家意志所授予的权利受到侵犯，意味着国家意志所设定的义务被拒绝履行。这时，权利受侵害一方就有权请求国家机关运用国家强制力，责令侵害方履行义务或承担未履行义务所应承担的法律责任。

（2）法律关系的要素　法律关系是由法律关系的主体、法律关系的内容和法律关系的客体三个要素构成的。缺少其中任何一个要素，都不能构成法律关系。

① 法律关系的主体。法律关系主体是指参加法律关系，依法享有权利和承担义务的当事人。在每一具体的法律关系中，主体的多少各不相同，大体上都属于相对应的双方：一方是权利的享有者，成为权利人；另一方是义务的承担者，成为义务人。

根据法律的规定，在中国能够参与法律关系的主体包括以下几类。

一是自然人，泛指在我国领域内一切具有自然生命形式的人，包括具有中华人民共和国国籍的中国公民和外国人以及无国籍人。二是法人，主要包括三类：各种国家机关（立法机关、行政机关和司法机关等）；各种企事业组织和在中国领域内设立的中外合资经营企业、中外合作经营企业和外资企业；各政党和社会团体。三是国家。在特殊情况下，国家可以作为一个整体成为法律关系主体。四是外国人和外国社会组织。外国人、无国籍人和外国社会组织，以我国有关法律以及我国与有关国家签证的条约为依据，也可以成为我国某些法律关系的主体。

② 法律关系的内容。法律关系的内容是指法律关系主体所享有的权利和承担的义务。

权利是指法律关系主体依法享有的权益，表现为权利享有者依照法律规定具有的自主决定作出或者不作出某种行为、要求他人作出或者不作出某种行为的自由。依法享有权利的主体称为权利主体。

义务是指法律关系主体依照法律规定所担负的必须作出某种行为或者不得作出某种行为的负担或约束。义务包括积极义务与消极义务。

权利与义务作为法律关系的重要因素，它体现了人们在社会生活中的地位及其相互关系。任何一方的权利都必须有另一方义务的存在，没有无义务的权利，也没有无权利的义务。

③ 法律关系的客体。法律关系客体是指法律关系主体之间的权利和义务所指向的对象。由于权利和义务类型的不断丰富，法律关系客体的范围和种类有不断扩大和增多的趋势。归纳起来，有以下几类。

一是物。法律意义上的物是指法律关系主体支配的、在生产上和生活上所需要的客观实体。它涵盖了能满足人们需要、具有一定的稀缺性，并能为人们现实支配和控制的各种物质资源。它可以是自然物，也可以是人造物；可以是固定形态的，也可以是没有固定形态的。

在我国，大部分天然物和生产物可以成为法律关系的客体，但以下几种物不得进入国内商品流通领域，成为私人法律关系的客体：①人类公共之物或国家专有之物，如海洋、山川、水流、空气；②文物；③军事设施、武器（枪支、弹药等）；④危害人类之物（如毒品、假药、淫秽书籍等）。

二是人身。人身不仅是人作为法律关系主体的承载者，而且在一定范围内成为法律关系的客体。但必须注意：第一，活人的（整个）身体不得视为法律上之"物"，不能作为物权、债权和继承权的客体，禁止任何人（包括本人）将整个身体作为"物"参与有偿的经济法律活动，不得转让或买卖。第二，权利人对自己的人身不得进行违法或有伤风化的活动，不得滥用人身，或自践人身和人格。第三，对人身行使权利时必须依法进行，不得超出法律授权的界限，严禁对他人人身非法强行行使权利。

三是精神产品。精神产品是人通过某种物体（如书本、砖石、纸张、胶片、磁盘）或大脑记载下来并加以流传的思维成果。精神产品属于非物质财富，其价值和利益在于物中所承载的信息、知识、技术、标识（符号）和其他精神文化。同时它又不同于人的主观精神活动本身，是精神活动的物化、固定化。

四是行为。包括生产经营行为、经济管理行为、提供一定劳务的行为、完成一定工作的行为等。

2. 法的分类

法的分类，就是以一定的标准，将法与法之间的界限廓清。法的分类有不同标准，按照不同标准对法所划分的类别不同。根据我国学者的理论，大体上有两个大的类别：一般分类和特殊分类。在这里仅就一般分类作简要叙述。

法的一般分类，指的是适合于世界各国的分类。通常可从以下五个角度划分。

（1）国内法与国际法　　主要是以法的创制和适用范围为标准对法所作的分类。

国内法是指由国内有立法权的主体制定的、其效力范围一般不超出本国主权范围的法律、法规和其他规范性法律文件。其概念包含适用于本国主权所及范围内的国家级法律，只适用于本省、本州而并不适用于本国主权所及范围的地方性法规，还有可以有条件地超出国家主权范围而在国外有关空间也适用的某些民事法或民事法的规则。国内法律关系的主体主要是个人和组织，国家仅在诸如国有财产所有权这样的少量法律关系中成为主体。

国际法是由参与国际关系的两个或两个以上国家或国际组织间制定、认可或缔结的确定其相互关系中权利和义务的，并适用于它们之间的法。其主要表现形式是国际条约。国际法律关系的主体主要是国家。

（2）成文法与不成文法　　主要是以法的创制方式和表现形式为标准对法所作的分类。

成文法又称制定法，是指有立法权或立法性职权的国家机关制定或认可的以规范化成文形式出现的规范性法律文件。

不成文法是指由国家有权机关认可的、不具有文字形式或虽有文字形式但却不具有规范化成文形式的法。不成文法一般指习惯法，但也包括判例法、不成文宪法等。判例法属于不成文范畴，但判例法是有文字表现形式的，它是法院通过判决所创制的法；不成文宪法也有文字表现形式，如英国宪法主要表现在自由大宪章、人身保护法等文献中，但它不是以规范化的成文宪法典的形式表现出来的。

（3）根本法与普通法　　这是以法的地位、效力、内容和制定程序为标准对法所作的分类。这种分类主要适用于成文宪法制国家。

根本法指的是在整个法律体系中居于最高地位的规范性法律文件。在我国，根本法就是宪法的别称。在中央和地方都有立宪权的联邦制国家，根本法是宪法的一种，即联邦宪法。宪法是国家的总章程，是国家最高立法机关经由特殊严格程序制定和修改的，综合地规定国家、社会和公民生活的根本问题的，具有最高法的效力的一种法的形式。

普通法是宪法以外的所有法的统称。普通法中所包括的法的种类是繁多的，它们各自的地位、效力、内容和程序亦有差别。总体来说，普通法的地位和效力都低于宪法，其内容涉及的是某类社会关系而不是综合地调整多种社会关系，制定程序也不及根本法那样严格和复杂。

（4）一般法与特别法　　这是以法的适用范围为标准对法所作的分类。

一般法指对一般人、一般事项、一般时间、一般空间范围有效的法，如刑法、民法、婚姻法。

特别法指对特定的人、特定事项有效，或在特定区域、特定时间有效的法，如战争时期的法。

一般法与特别法的分类具有很大的相对性，因此在讨论某些法规的类属时要更多地考虑以何种标准予以分类。如《中华人民共和国高等教育法》对《中华人民共和国教育法》是特别法，对具体规定高等教育领域各有关方面或有关具体问题的法律、法规和规章则又是一般法；《中华人民共和国香港特别行政区基本法》对《中华人民共和国宪法》是特别法，对特区其他法律、法规则又是一般法。

(5) 实体法与和程序法　这是以法所规定的内容不同为标准对法所作的分类。

实体法一般是指以规定主体的权利、义务关系或职权、职责关系为主要内容的法，如民法、刑法、行政法等。

程序法通常指以保证主体的权利和义务得以实现或保证主体的职权和职责得以履行所需程序或手续为主要内容的法，如民事诉讼法、刑事诉讼法、行政诉讼法等。

实体法与程序法这种分类是基于它们的主要内容而成立的。这种分类并不意味着两者互不涉及对方的内容。事实上，实体法中也有某些程序方面的内容，程序法方面更有权利和义务或职权和职责的内容。

三、违法与法律责任

1. 违法

违法，是指国家机关、企业事业组织、社会团体或公民，因违反法律的规定，致使法律所保护的社会关系和社会秩序受到破坏，依法应承担法律责任的行为。违法概念有广义和狭义之分。广义的违法是指一切违反现行法律规定的行为，包括一般违法行为和犯罪。狭义的违法，则是指严重地违反法律，但未构成犯罪的行为。我们在这里是从广义上对违法进行论述的。

> **知识链接**
>
> 一般地说，构成违法有五个要素：第一，必须是人的某种行为，而不是思想问题；第二，必须是侵犯了法律所保护的社会关系的行为，其行为具有社会危害性；第三，行为人必须是具有责任能力或民事行为能力的自然人或法人；第四，必须是行为人出于故意或过失；第五，损害结果与违法行为之间存在因果关系。

依据违法行为的性质和对社会的危害程度，我们可以将其进行如下的分类。

(1) 刑事违法　即违反刑事法规，构成犯罪。犯罪是危害社会的行为。行为对社会的危害性，是犯罪最本质的特征。其次，危害社会的行为必须同时是触犯《中华人民共和国刑法》规定的行为，才构成犯罪。第三，犯罪必须是应受刑罚处罚的行为。上述特征是确定任何一种犯罪必须具备的缺一不可的条件。《中华人民共和国刑法》同时还规定，情节显著轻微、危害不大的，不认为是犯罪。这就说明，行为的情节和对社会危害的程度是区分违法和犯罪的界限。

(2) 民事违法　即违反民事法规，经国家机关、社会组织或公民个人造成某种利益损失的行为。其特征有四：一是民事违法行为是违反民法规定的作为或不作为义务的行为；二是某些民事违法行为不要求行为人主观上有过错，如从事高度危险作业造成他人财产或人身损害的，即使行为人主观上没有过错，也同样构成民事违法行为；三是无民事行为能力人实施的民事违法行为，本人虽不承担民事责任，但要由其监护人承担相应的民事责任；四是某些情况下，违反国家民事政策和社会公共利益的行为也可构成民事违法行为。

(3) 行政违法　即违反行政管理法规的行为，指行政主体所实施的违反行政法律规范，侵害受法律保护的行政关系尚未构成犯罪的有过错的行政行为。行政违法的构成要件有以下四条，且这四条必须同时具备：第一，违法行为主体必须是行政主体；第二，行为人负有相关的法定义务；第三，行为人具有不履行法定义务的行为，侵害了受法律保护的行政关系，且具有一定的社会危害性；第四，行为人主观上有过错，包括故意和过失两种。

2. 法律责任

（1）法律责任的含义　法律责任是由特定法律事实所引起的对损害予以补偿、强制履行或接受惩罚的特殊义务。它具有如下四个特点：第一，法律责任首先表示一种因违反法律上的义务（包括违约等）关系而形成的责任关系，它是以法律义务的存在为前提的；第二，法律责任还表示为一种责任方式，即承担不利后果；第三，法律责任具有内在逻辑性，即存在前因与后果的逻辑关系；第四，法律责任的追究是由国家强制力实施或者潜在保证的。

（2）法律责任的分类　根据违法行为所违反的法律的性质，可以把法律责任分为民事责任、刑事责任、行政责任、违宪责任和国家赔偿责任。

民事责任是指由于违反民事法律、违约或者由于民法规定所应承担的一种法律责任。包括停止侵害、排除妨碍、消除危险、返还财产、恢复原状、修理、重做、更换、赔偿损失、支付违约金、消除影响、恢复名誉、赔礼道歉等13种。

刑事责任是指行为人因其犯罪行为所必须承受的，由司法机关代表国家所确定的否定性法律后果。包括主刑和附加刑。其中，主刑包括管制、拘役、有期徒刑、无期徒刑、死刑。附加刑包括罚金、剥夺政治权利、没收财产、驱逐出境。

行政责任是指因违反行政法规定或因行政法规定而应承担的法律责任。行政责任可以分为行政处分（内部制裁措施）、行政处罚两种。其中行政处分包括警告、记过、记大过、降级、撤职、开除。行政处罚包括警告、罚款、没收违法所得、没收非法财物、责令停产停业、暂扣或吊销许可证、暂扣或者吊销执照、行政拘留；法律、行政法规规定的其他行政处罚。

违宪责任是指由于有关国家机关制定的某种法律和法规、规章，或有关国家机关、社会组织或公民从事了与宪法规定相抵触的活动而产生的法律责任。

国家赔偿责任是指在国家机关行使公权力时由于国家机关及其工作人员违法行使职权所引起的由国家作为承担主体的赔偿责任。对其细分，根据主观过错在法律责任中的地位，可以把法律分为过错责任、无过错责任和公平责任；根据行为主体的名义，分为职务责任和个人责任；根据责任承担的内容，可以分为财产责任和非财产责任。

（3）归责与免责

① 归责。法律责任的认定和归结简称"归责"，它是指对违法行为所引起的法律责任进行判断、确认、归结、缓减以及免除的活动。

归责一般必须遵循以下法律原则。一是责任法定原则。其含义包括：违法行为发生后应当按照法律事先规定的性质、范围、程度、期限、方式追究违法者的责任；排除无法律依据的责任，即责任擅断和"非法责罚"。二是因果联系原则。其含义包括：在认定行为人违法责任之前，应当首先确认行为与危害或损害结果之间的因果联系，这是认定法律责任的重要事实依据；在认定行为人违法责任之前，应当首先确认意志、思想等主观方面因素与外部行为之间的因果联系；在认定行为人违法责任之前，应当区分这种因果联系是必然的还是偶然的，直接的还是间接的。三是责任相称原则。其含义包括：法律责任的性质与违法行为性质相适应；法律责任的轻重和种类应当与违法行为的危害或者损害相适应；法律责任的轻重和种类还应当与行为人主观恶性相适应。四是责任自负原则。其含义包括：违法行为人应当对自己的违法行为负责；不能让没有违法行为的人承担法律责任，即反对株连或变相株连；要保证责任人受到法律追究，也要保证无责任者不受法律追究，做到不枉不纵。上述归责原则是责任立法的指导方针，也是指导法律适用的基本准则。

②　免责。免责是指行为人实施了违法行为，应当承担法律责任，但由于法律的特别规定，可以部分或全部免除其法律责任，即不实际承担法律责任。

免责的条件和方式可以分为以下几种情形。

时效免责，即违法者在其违法行为发生一定期限后不再承担强制性法律责任，刑事、民事法律都有相关规定。

自首、立功免责。

有效补救免责，即对于那些实施违法行为，造成一定损害，但在国家机关归责之前采取及时补救措施的人，免除其部分或全部责任。

不诉、协议免责或意定免责，是指双方当事人在法律允许的范围内通过协商所达成的免责，即所谓"私了"。

自助免责。自助免责是对自助行为所引起的法律责任的减轻或免除。所谓自助行为是指权利人为保护自己的权利，在情势紧迫而又不能及时请求国家机关予以救助的情况下，对他人的财产或自由施加扣押、拘束或其他相应措施，而为法律或公共道德所认可的行为。

人道主义免责。在权利相对人没有能力履行责任或全部责任的情况下，有关的国家机关或权利主体可以出于人道主义考虑，免除或部分免除有责主体的法律责任。

四、法的作用

法的作用是指法对人与人之间所形成的社会关系所发生的一种影响，它表明了国家权力的运行和国家意志的实现。法是人的行为和社会的调整器，法作用的对象，首先是人的行为，法首先对人的行为发生作用，经此才作用于社会关系。因此，法的作用也就有了两个方面：法对于人的行为的作用；法对于社会关系的作用。也就是许多法学作品中所讲的"法的规范作用"和"法的社会作用"。它们之间具有目的和手段的关系，法通过调整人们的行为这种规范作用来实现维护经济基础和发展生产力的社会作用。规范作用是手段，社会作用是目的。

1. 法的规范作用

作为由国家制定或认可的社会规范，法具有指引、评价、预测、教育和强制等规范作用。

（1）指引作用　法的指引作用是指法对人们的行为起到导向、引路的作用。其对象是每个人自己的行为。法律对人的行为的指引表现为两种：一是个别指引，即通过一个具体的指示，就具体的人和事的指引。二是规范性指引，即通过一般的规则就同类的人或事的指引。法的指引作用在于鼓励或防止某种行为，确定性的指引作用主要是为了建立某种秩序，而可选择的指引作用则主要是为实现某种自由。两者对于任何社会的法律制度来说都是缺一不可的。

（2）评价作用　法的评价作用是指法律作为人们对他人行为的评价标准所起的作用。法的评价可分为两大类，即专门的评价和社会的评价。所谓专门的评价是指经法律专门授权的国家机关、组织及其成员对人的行为所作的评价。其特点是代表国家，具有国家强制力，能产生法律的约束力，故可称为效力性的评价。社会的评价是指普通主体以舆论的形式对他人行为所作的评价，其特点是没有国家强制力和约束力，是人们自发的行为，因此又可称为舆论性的评价。

（3）预测作用　法律有可预测性的特征，即依靠作为社会规范的法律，人们可以预先估计到他们相互之间将如何行为。预测作用的对象是人们相互的行为，包括国家机关的行为。人们只有在与他人发生关系的情况下才会进行行为预测，预测他人的行为与自己行为的关系，预测自己行为对他人的影响，预测自己行为及他人行为的法律后果等。法的预测作用可以减少行动的偶然性和盲目性，提高行动的实际效果。

（4）教育作用　法的教育作用是法律通过其本身的存在以及运作产生广泛的社会影响，教育人们正当行为的作用。这种作用的对象是一般人的行为。法的教育作用可分为静态的教育作用和动态的教育作用。前者是指通过把国家或社会对人们行为的基本要求凝结为固定的行为模式而向人们灌输占支配地位的意识形态，使之渗透于或内化在人们的心中，并借助人们的行为进一步广泛传播。后者是指通过法律的运作而对本人和一般人今后的行为发生影响。它包括两方面的内容：一是对违法行为的制裁不仅对违法者本人起到教育作用，而且可以教育人们今后谁再作出此类行为将受到同样的惩罚；二是对合法行为的鼓励、保护，可以对一般人的行为起到示范和促进作用。

（5）强制作用　法的强制作用是指法律以物质暴力制止恶行、强制作为，并迫使不法行为人作出赔偿、补偿或予以惩罚以维护法律秩序的作用。法的强制作用是法律生存的最后屏障。法的强制作用通常包括三个方面：一是强制社会主体作出某种行为或抑制某种行为；二是强令对他人或社会遭受的损失予以赔偿或补偿；三是对违法者予以制裁。制裁的形式是多种多样的，如宪法中的弹劾、罢免；行政法中的警告、罚款、拘留、没收等；刑法中的管制、拘役、有期徒刑、无期徒刑、死刑等；民法中的恢复名誉、赔礼道歉、停止侵害、排除妨碍、赔偿损失等。

2. 法的社会作用

在现代社会中，法的社会作用大体上可归纳为以下两个方面：维护社会统治秩序和执行社会公共事务。

（1）维护社会统治秩序　维护统治秩序主要指法通过对各种社会关系的调整，维护统治阶层的统治地位和稳定的社会统治秩序。它涉及的内容十分广泛，包括政治、经济、思想等领域，而不仅仅局限于阶级镇压和阶级斗争。法律维护统治的作用主要表现在：第一，法律通过对政治关系的调整，维护统治阶级或阶层在政治上的统治地位；第二，法律通过对经济关系的调整，维护统治阶层在经济上的统治地位；第三，法律通过对政治关系、经济关系和其他社会关系的调整，维护统治阶层在思想上的统治地位。

（2）执行社会公共事务　在各个阶级对立的社会中，这种社会公共事务及有关法律的性质、作用和范围是很不相同的。总的说来，大体上有以下几个方面。

第一，维护人类社会基本生活条件的法律。包括有关自然资源、医疗卫生、环境保护、交通安全、社会治安等方面的法律。

第二，维护生产和交换秩序的法律。包括确定生产管理的一般规则，各种交易行为的基本规范，规定基本劳动的条件等方面的法律。

第三，有关生产力和科学技术组织的法律。

第四，有关技术规范的法律，即使用设备执行工艺过程的法律，以及有关产品、劳动服务质量要求的法律，目的是保障生产安全，防止事故，保护消费者的利益。

第五，有关推进教育、科学、文化、体育等方面发展的法律。

3. 法的作用的局限性

法在一定社会关系领域，对任何掌权者阶级来说都是必不可少的，但它不是万能的、无限的，而是有其局限性。法的作用的局限性主要表现在以下几个方面：

第一，法受制于经济基础。法属于上层建筑，由经济基础决定。任何一种类型的法，如果不符合客观经济规律，就会阻碍甚至破坏社会经济的发展，起不到推动社会前进的作用。

第二，法不能脱离其他社会规范和因素而单独起作用，法只是许多社会调整方法的一种。除法律之外，还有政策、道德、纪律、规章及其他社会规范，还有经济、政治、行政和思想教育等手段，在某些社会关系和社会生活领域，法并不是主要的方法。在各种规范调整方法中，法律有时也不是成本最低的方法。

第三，法也受其本身固有的本质属性的限制。法是以国家强制力保证实施的行为规范。有关涉及人们的世界观或其他思想意识问题、一般个人私生活问题等，就不宜采取法律手段来处理。否则，用法律手段强行干预、限制、禁止，不仅不可能起到应有的效果，而且往往导致有害的结果。

第四，法的内容具有一定的滞后性。法律是对既有的经济关系的记载和表明。而经济关系、社会生活总处在不断的变化之中，因此法律对千姿百态、不断变化的社会生活的涵盖性和适应性不可避免地存在一定的限度。法律作为规范，有一定的稳定性，不能频繁变动，更不能朝令夕改，否则就会失去其权威性和确定性。但是，它要处理的现实生活则是丰富具体的、形形色色的、易变的。这就使得法律预先规定的内容与现实的社会生活之间存在一定的空隙和不适应性。

第二节　社会主义法治建设

改革开放以来，中国面临着由传统的计划经济向社会主义市场经济的转轨期。在这关键时期，市场主体的活动，市场竞争秩序的建立，国家对市场的宏观调控，市场对资源的配置，政府职能的转变、司法的公正等，都必须依靠公平、有效的法律进行规范、引导、制约和保障。中国共产党十五大正式提出了"依法治国，建设社会主义法治国家"的宏伟目标，并把这一宏伟目标作为治国的基本方略。1999 年《中华人民共和国宪法》进行了第三次修正，明确规定："中华人民共和国实行依法治国，建设社会主义法治国家"，首次以国家根本大法的形式公开向世界表明，中国将建设社会主义法治国家。

一、法治的概念和本质

1. 法治的含义

纵观不同历史时期，不同的人群对"法治"有不同的诠释，主要有：一是让一些懂得集体效益更大化道理、义理、法理的人或群体制定一定的制度、规范及相应的强制措施，用制度和规范对具体人的行为进行强制，则是法治；二是由统治者通过强制性的法律来治理国家，管理社会；三是在某一社会中，任何人都必须遵守法律，包括制订者和执行者本身，而这些法律或法规本身是经过某一特定程序产生的，是社会最高的规则，没有任何人或组织机构可以凌驾于法律之上；四是以民主政治为前提和目标，以严格依法办事为理性原则，表现为良好的法律秩序，并包含着内在价值规定的法律精神的一种治国方略。

简言之，法治就是指以民主为前提和基础，以严格依法办事为核心，以制约权力为关键的社会管理机制、社会活动方式和社会秩序状态。

2. 法治的本质

理解法治的本质，应该从两个概念的区分上下手，即"法制"和"法治"。从词源上区分，法制，英文表述是："rule by law"，意思是"用法律管制"，讲法律作为治理的手段和工具。法治，英文表述是："rule of law"，意思是所有的人与物都在法律的管制之下，将法作为最高价值予以遵守和信仰，法律之下无特权，法律之下人人平等，每个人都将法律作为自己捍卫个人权利的保障。

从词义上，我们可以这样理解，法治的原则是"政府是由各种法律组成的，而不是由一些人组成的"，法治的核心和实质是防止政府权力扩张而产生专制，法治严禁任何政治组织和团体强加其意志于人民，严禁任何政治团体违背人民意志非法地或歪曲法意地夺取政权。由此可见，法治的目的在于保障个人自由，保护公民的基本权利不受侵犯。

二、依法治国

依法治国就是依照体现人民意志和社会发展规律的法律治理国家，而不是依照个人意志、主张治理国家；要求国家的政治、经济运作、社会各方面的活动统统依照法律进行，而不受任何个人意志的干预、阻碍或破坏。简而言之，依法治国就是依照法律来治理国家。

依法治国是中国共产党执政方式的重大转变，有利于加强和改善党的领导。依法治国方略写入宪法，赋予依法治国方略以宪法地位，将加速推进法治，使依法治国方略的实施获得宪法性的根本保障。

依法治国是发展社会主义民主、实现人民当家做主的根本保证。党领导人民制定宪法和法律，并在宪法和法律范围内活动。宪法和法律是党的主张和人民意志相统一的体现。依法治国把坚持党的领导、发扬人民民主和严格依法办事统一起来，从制度上和法律上保证了人民当家做主的权利，保证了党在建设有中国特色社会主义事业中始终发挥总揽全局、协调各方的领导核心作用。

依法治国是发展社会主义市场经济和扩大对外开放的客观需要。市场经济是一种以交换为基础的经济形式，一切经济活动和行为都要遵循价值规律，各种生产要素都要作为商品进入市场，通过竞争机制和价格杠杆的作用，实现各主体之间的平等、自由的交易和各类资源的优化配置。利益主体的多元化、经济产权的明晰化、运行机制的竞争化、市场行为的规范化、宏观调控的科学化是它的主要特征。这种具有自主、平等、诚信、竞争等属性的经济形态，除了依赖经济规律来运作，同时又主要依赖法律手段来维系，它必然从客观上要求法律的规范、引导、制约、保障和服务。社会主义市场经济的内在要求是"法治"。

依法治国是国家长治久安的重要保障。法律集中了多数人的智慧，反映了事物的发展规律，具有稳定性和连续性的特点，不会因领导人的看法和注意力的改变而随意改变，也不会因政府的更迭而改变。因此，只有实行依法治国，才能保证国家的长治久安。

依法治国是民主政治的必然要求，也是现代政治文明的基本标志。法律是一种特殊的行为规则，能够调整人们的行为，规范人们的行为。法制文明属于制度文明的范畴，是现代文明的重要组成部分。一个现代化的社会，必然是一个法制完备的社会。依法治国反映了现代化建设的内在要求。离开了法制建设的现代化，就是不完整的、片面的、没有可靠保证的现代化，经济的发展必将难以达到现代化所要求的相应的水平，整个社会的现代化就不可能真正实现。

依法治国是建设中国特色社会主义文化的重要条件。只有实行依法治国，才能更好地促进思想道德建设、科学技术进步、文化教育发展。比如，我国的民法通则、婚姻法、收养法等法律，体现了社会主义道德要求，把道德义务转化为公民的法律义务，从而增加了道德规范的约束力，有助于社会主义道德风尚的形成和改善。

三、建设社会主义法治国家

1. 社会主义法治建设的基本内涵

社会主义法治涉及立法、执法、司法、守法、法律监督等法治建设的各个环节，其基本内涵可以概括为依法治国、执政为民、公平正义、服务大局、党的领导等五个方面。

① 依法治国是中国共产党领导中国人民治国理政的根本方略。只有坚持依法治国，才能使全国人民在党的领导下，依照宪法和法律规定，通过各种途径和形式管理国家事务、管理经济文化事业、管理社会事务，才能保证国家各项工作都依法进行，才能逐步实现社会主义民主政治制度化、法律化、程序化。在依法治国的过程中，必须贯彻依法治国、人民主权、法律权威、法律平等、依法办事和权力制约原则。

② 执法为民是党的"立党为公、执政为民"理念和以人为本的科学发展观在法治建设中的体现。"执法为民"理念，必须贯彻"有法可依，有法必依，执法必严，违法必究"这一重要原则。

③ 公平正义是社会主义法治的重要目标。古往今来，所有法学家与法律家都反复强调法律与公正的内在联系，甚至把法律看成是公正的化身。在坚持公平正义的理念中，必须做到合法合理、平等对待、及时有效、公正执法。

④ 服务大局，就是正确认识法治与经济、法治与国家、法治与各项工作的相互关系。要紧紧围绕党和国家关于经济建设是中心和从整个国家的大局出发来认识问题，摆正位置，正确处理相互关系，公正对待和处理法律事务。

⑤ 党的领导，是社会主义法治的根本保证。坚持社会主义法治始终处于党的领导之下，从思想到行动与党中央保持一致，切实做到忠于人民、忠于祖国、忠于法律。必须明确：离开党的领导，就不可能有社会主义法治。

2. 社会主义法治的基本内容

中共十一届三中全会提出，必须做到"有法可依，有法必依，执法必严，违法必究"，这是对社会主义法治基本内容的精辟概括，也是新时期我国法治建设的根本指导方针。

① 有法可依是确立和实现社会主义法治的前提。有法可依主要是解决立法问题，为调整社会主义的社会关系和建立社会主义的社会秩序制定明确的、具体的、可操作的法律规范，提供切实可行的行为规则。改革开放 30 多年来，国家高度重视立法工作，制定了一系列法律、法规，为中国特色社会主义道路的建立和发展奠定了坚实的法律基础，正在形成有中国特色的社会主义法律体系，在政治、经济、文化和人民生活等方面初步实现了有法可依。

② 有法必依是社会主义法治的中心环节。有法可依的目的是要做到有法必依，即要求全体社会成员按照法律规范的要求享有权利、履行义务和承担责任。实现有法必依的关键是要提高和增强全民的法治观念，形成自觉学法和守法的习惯，营造守法者光荣、违法者耻辱的法治氛围，处处事事严格依法办事，使法律规范真正成为治国安邦的行为规范，保证社会主义现代化建设事业沿着法治轨道顺利发展。

③ 执法必严和违法必究是社会主义法治的切实保证。这是在强调人民群众自觉守法的基础上，对于那些无视法治、践踏法治和以身试法的违法行为和违法者加强监督管理和法律制裁的必要措施。法律的强制性主要体现在严格执行法律和制裁违法者，以维护广大人民群众的合法权益，规范社会秩序。执法必严要求各级国家机关依照各自的职权，严格依法进行

监督管理，不得玩忽职守、徇私枉法。违法必究要求实行严格的法律责任追究制度，对于违法者，不论其身份、地位和权力（权利）如何，都要追究其应负的法律责任，绝不姑息、放纵任何违法者，绝不允许任何违法者逍遥法外。

3. 社会主义法治的基本原则和要求

总体而言，要树立法律至上的权威，使法律成为治理社会的主要手段，任何组织和个人都必须严格依法办事。从立法上讲，建立民主科学合理的立法秩序，立法充分体现社会主义的价值取向和现代法律的基本精神，构建一个部门齐全、结构严谨、内部和谐的完备的法律体系；从行政执法讲，政府要依法行政，尊重民权，接受监督；从司法讲，要保证司法独立，确保司法公正。从法律文化上讲，要有先进的法学理论，公民要有良好的法律意识。

① 法律至上原则。任何个人与法律相比，法律都具有更高的权威，公民在适用法律上一律平等。依照我国宪法的规定，一切公民都平等地享有法律规定的权利，平等地承担法律规定的义务。凡法律所赋予的各项权利，国家都毫无例外地保护；法律规定的义务国家也毫无例外地要求履行。凡违反法律者，都要依法受到制裁。任何党派、社会组织，任何个人，都没有超越法律之外或者凌驾于法律之上的特权。要维护社会主义法律的不可侵犯性、严肃性和极大权威性，禁止任何人享有不受法律约束的特权。

② 权力制约原则。在国家机关之间建立分权和相互制约的机制是现代法治国家普遍实行的一项原则。社会主义法治的权力制约原则一般表现为监督原则，主要表现在两个方面：一是在人民与代表和国家机关及其工作人员的关系方面，人民代表由民主选举产生，对人民负责，受人民监督，人民对国家机关及其工作人员都可提出批评和建议等。二是在不同国家机关之间的关系问题上，都规定了有关监督方面的内容，提出了分工负责、互相配合、互相制约的基本要求。

③ 司法独立原则。司法独立是现代法治的共同特征，刑事诉讼法第5条规定：人民法院依照法律规定独立行使审判权，人民检察院依照法律规定独立行使检察权，不受行政机关、社会团体和个人的干涉。这一规定确立了人民法院、人民检察院依法独立行使职权的原则。

知识链接

司法独立原则的基本含义是：一是人民法院、人民检察院依法独立行使审判权、检察权，不受行政机关、社会团体和个人的干涉。行政机关、社会团体和个人不得以任何理由、任何方式对人民法院、人民检察院进行的刑事诉讼活动加以干涉。二是人民法院、人民检察院在独立行使职权过程中，必须严格遵守国家法律的规定，不得实施违反法律程序和规则的行为。三是人民法院、人民检察院在依法独立行使职权过程中，必须接受党的领导，必须接受各级人民代表大会的监督并向其报告工作。这一原则所强调的是人民法院和人民检察院集体行使审判权和检察权，而不是法官、检察官个人独立行使职权，这是由我国的政治体制所决定的。

第三节 我国现行法律体系

我国法律体系以宪法为统帅和根本依据，由部门齐全、结构严谨、内部协调、体例科学、调整有效的法律及其配套法规所构成，是保障我们国家沿着中国特色社会主义道路前进的各项法律制度的有机的统一整体。这个体系由法律、行政法规、地方性法规三个层次，宪法及宪法相关法、民法商法、行政法、经济法、社会法、刑法、诉讼与非诉讼程序法七个法律部门组成。

一、中华人民共和国宪法

《中华人民共和国宪法》是我国的根本大法，它由全国人民代表大会制定并颁布实行，拥有最高法律效力。

1949 年 9 月 29 日，中国人民政治协商会议第一届全体会议通过了起临时宪法作用的《中国人民政治协商会议共同纲领》，为宪法的订立奠定了基础。新中国第一部真正意义上的社会主义宪法于 1954 年 9 月 20 日在第一届全国人民代表大会第一次会议上通过；1975 年 1 月 17 日第四届全国人大第一次会议通过、颁布了中华人民共和国第二部宪法；1978 年 3 月 5 日第五届全国人大第一次会议通过、颁布了中华人民共和国第三部宪法；1982 年 12 月 4 日，中华人民共和国第四部宪法（现行宪法）在第五届全国人大第五次会议上正式通过并颁布。第四部宪法继承和发展了 1954 年宪法的基本原则，总结了中国社会主义发展的经验，并吸收了国际经验，是一部有中国特色、适应中国社会主义现代化建设需要的根本大法。它明确规定了中华人民共和国的政治制度、经济制度、公民的权利和义务、国家机构的设置和职责范围、今后国家的根本任务等。此后，又先后于 1988 年、1993 年、1999 年、2004 年进行了修正。

在中国特色社会主义法律体系中，宪法是根本大法，是国家活动的总章程，是我国社会制度、国家制度、公民的基本权利和义务及国家机关的组织与活动的原则等方面的法律规范的总和。它规定国家和社会生活的根本问题，反映了我国社会主义法律的本质和基本原则。

> **知识链接**
>
> 我国宪法体系包括宪法及其修正案，还包括如下一些宪法性法律文件和规范。
>
> (1) 国家机构方面的法律。主要有全国人民代表大会组织法、国务院组织法、地方各级人民代表大会和地方各级人民政府组织法、人民法院组织法、人民检察院组织法等。
>
> (2) 民族区域自治法。
>
> (3) 特别行政区基本法。
>
> (4) 立法法。
>
> (5) 保障公民民主权利，扩大基层民主方面的法律。主要有选举法、人民代表法、全国人民代表大会和地方各级人民代表大会选举法，人民解放军选举全国人民代表大会和地方各级人民代表大会代表的办法，香港特别行政区选举人民代表的办法，村民委员会组织法、城市居民委员会组织法等。
>
> (6) 涉及国家领域、国家主权、国家象征、国籍及公民的有关政治权利等方面的法律。有国防法、领海和毗连区法、专属经济区和大陆架法、国旗法、国徽法、国籍法，以及集会游行示威法、戒严法、国家赔偿法等。

二、民商法

1. 民法和商法的含义

民法是指调整作为平等主体的公民与公民之间、法人与法人之间、公民与法人之间的财产关系和调整公民人身关系的法律规范的总和。世界上大多数国家是以一部较完整的民法典为民法法律部门的轴心法律规范，而我国目前尚无一部较完整的民法典，只是以一部《中华人民共和国民法通则》为轴心法律规范，附之以其他一些单行民事法律，这些单行民事法律包括有物权法、债权法、人身权法、侵权行为法、知识产权法、合同法、担保法、拍卖法、商标法、专利法、著作权法、婚姻法、继承法、收养法、农村土地承包法等。

商法是民法中的一个特殊部分，是在民法基本原则的基础上，适应现代商事交易迅速便捷的需要发展起来的。商法是调整公民、法人之间的商事关系和商事行为的法律规范的总和。目前我国有关商法的法律规范主要有：公司法、合伙企业法、证券法、保险法、票据法、海商法、商业银行法、期货法、信托法、个人独资企业法、招标投标法、企业破产法等。

2. 民法与商法的关系

民法与商法的关系是一般法与特别法的关系。其区别体现在社会经济基础、立法价值取向、主要立法技术、调整对象等方面，具体规定也多有不同。

① 两者凭借的社会经济基础有所不同。民法是商品经济的产物，是市民社会个体在生活交往过程中因为生活的需要产生的，民法伴随商品经济的产生而产生，伴随着商品经济的发展而发展。而商法是以市场经济为基础与依托的，商法是随着资本主义商品经济的发展和生产社会化程度的提高而产生和发展的。现代商法已经发展成为规范商事组织和商事活动的法律，随着经济的发展，商法不断适应市场经济发展的需要，规范市场主体、维护交易安全。

② 两者的价值追求目标有所不同。民法以追求其主体人格独立与被尊重为价值目标，具有鲜明的道德性即伦理色彩。民法在对主体调整的过程中注重的是公平，注重的是对人身关系和与人身关系有关的财产归属的调整，更加强调人格的独立。而商法的价值追求目标，在于使社会生产的效率能够得到更大幅度的提高，具有极强的功利性质，即经济学色彩，商法更强调安全、效率。

③ 两者制度构建的主要立法技术有别。民法是行为法，因为民事主体的主体地位是"自然"的，它是一种生理过程，客观地说它只需要法律给予确认而没有必要赋予其主体资格。民事规范只是对民事主体的行为给予必要的约束以及在长久的生活交往中的一般性规则。而商事主体的地位却不是自然就有的，它是需要根据法律的规定，符合条件并经过一定的程序才能获得的。商法是市场经济运作技术规则在立法层面的集中反映，它既有对商事主体的制度的规定，又有对商事主体行为的规范。

④ 两者的调整对象有所不同。民法调整的对象是民事关系，而商法调整的对象是商事关系，二者之间有一定的差别。

民事主体是平等主体的公民之间、法人之间基于各种民事活动而形成的一定范围的社会关系总称，其中不仅包括财产关系，而且包括人身关系。不仅包括等价有偿的经济关系，而且包括不具有有偿性质的社会关系。其范围和内容较为广泛。而商事关系则是经营性主体基于营业活动而引起的经营性社会关系。其主体为抽象的经营性单位，体现着社会经济活动的等价有偿的基本要求。

民事关系中的财产关系是对商品交换的一般条件的概括，其内容具有一般社会性和抽象性，而不反映不同社会条件下具体生产关系的特有内容，也不反映具体的生产经营关系对于社会生产目的的规律的要求，因而不同国家民法对此部分社会关系的法律反映大体类同。而商事关系本质上是对特定社会中具体的生产经营的概括，它体现着特定社会中经济关系的具体性质和深层次特征，即经济效益的本质或其他生产目的的本质。

三、行政法

行政法是调整有关国家行政管理活动的法律规范的总和。它包括有关行政管理主体、行政行为、行政程序、行政监察与监督以及国家公务员制度等方面的法律规范。行政法涉及的范围很广，包括国防、外交、人事、民政、公安、国家安全、民族、宗教、侨务、教育、科学技术、文化体育卫生、城市建设、环境保护等行政管理方面的法律。

我国已制定的行政法方面的法律如下。

① 在规范行政机关行政权力、加强内部监督方面，制定了行政处罚法、行政监察法、行政复议法、政府采购法。

② 在国防、外交方面，制定了兵役法、预备役军官法、军事设施保护法、人民防空法、外交特权与豁免条例、领事特权与豁免条例、缔结条约程序法。

③ 在公安、国家安全方面，制定了人民警察法、中国公民出境入境管理法、外国人入境出境管理法、治安管理处罚条例、枪支管理法、消防法、国家安全法、保守国家秘密法等。

④ 在教育、科学技术、文化、卫生、体育等方面，制定了教育法、义务教育法、职业教育法、高等教育法、教师法、科学技术进步法、科学技术普及法、促进科技成果转化法、农业技术推广法、文物保护法、母婴保健法、传染病防治法、执业医师法、献血法、体育法、人口与计划生育法等。

⑤ 在司法行政方面，制定了律师法、监狱法。

⑥ 在环境保护方面，制定了环境保护法、海洋环境保护法、大气污染防治法、水污染防治法、环境噪声污染防治法、防沙治沙法、清洁生产法、环境影响评价法等。

四、刑法

刑法是规定犯罪、刑事责任和刑罚的法律规范的总和。刑法所调整的是因犯罪而产生的社会关系。刑法所采用的调整方法是最严厉的一种法律制裁方法，即刑罚的方法。它是在个人或单位的行为严重危害社会、触犯刑事法律的情况下，给予刑罚处罚。刑法执行着保护社会和保卫人民的功能，承担惩治各种刑事犯罪，维护社会正常秩序，保护国家利益、集体利益以及公民各项合法权益的重要任务。

> **知识链接**
>
> 1979 年 7 月 1 日第五届全国人民代表大会第二次会议通过了《中华人民共和国刑法》，自 1980 年 1 月 1 日起施行，这标志着新中国第一部刑法典的正式诞生。此后，为了适应不断发展的新情况、新问题和惩治、防范犯罪的实际需要，国家立法机关对1979 年刑法进行了一系列的补充和修改，1997 年 3 月 14 日第八届全国人民代表大会第五次会议通过了全面修订后的《中华人民共和国刑法》（以下简称《刑法》），这是一部统一的、比较完备的刑法典。以此为轴心，与此后出台的 4 个刑法修正案，以及关于惩治骗购外汇、逃汇和非法买卖外汇犯罪的决定等共同构成了我国的刑法法律规范体系。

五、社会法

社会法是调整有关劳动关系、社会保障和社会福利关系的法律规范的总和，它主要是保障劳动者、失业者、丧失劳动能力的人和其他需要扶助的人的权益的法律。社会法的目的在于从社会整体利益出发，对上述各种人的权益实行必需的、切实的保障。它包括劳动用工、工资福利、职业安全卫生、社会保险、社会救济、特殊保障等方面的法律。

我国已制定的社会法有：劳动法、矿山安全法、残疾人保障法、未成年人保护法、妇女权益保障法、老年人权益保障法、工会法、红十字会法、公益事业捐赠法等。

六、经济法

经济法是指调整国家从社会整体利益出发对经济活动实行干预、管理或调控所产生的社会经济关系的法律规范的总和。经济法主要包含两个部分，一是创造平等竞争环境、维护市场秩序方面的法律，主要是反垄断、反不正当竞争、反倾销和反补贴等方面的法律；二是国家宏观调控和经济管理方面的法律，主要是有关财政、税务、金融、审计、统计、物价、技术监督、工商管理、对外贸易和经济合作等方面的法律。

七、环境法

环境法，是指调整人们在开发、利用、保护和改善环境的活动中所产生的各种社会关系的法律规范的总称。其目的是为了协调人类与环境的关系，保护人民健康，保障社会经济的持续发展。

我国环境保护法律法规体系由下列各部分构成。

宪法关于环境保护的条文；环境保护基本法，即《中华人民共和国环境保护法》；环境保护单行法，如《中华人民共和国水污染防治法》、《中华人民共和国大气污染防治法》等；环境保护行政法规，如《中华人民共和国水污染防治法实施细则》、《建设项目环境保护管理条例》等；环境保护部门规章，如《环境保护行政处罚办法》、《排放污染物申报登记办法》、《环境标准管理办法》等；环境保护地方性法规及规章；环境标准；环境保护国际公约。

知识链接

环境标准是具有法律性质的技术标准，是国家为了维护环境质量、实施污染控制，而按照法定程序制定的各种技术规范的总称。我国的环境标准由五类三级组成。"五类"指五种类型的环境标准：环境质量标准、污染物排放标准、环境基础标准、环境监测方法标准及环境标准样品标准。"三级"指环境标准的三个级别：国家环境标准、国家环境保护总局标准及地方环境标准。国家级环境标准和国家环境保护总局级标准包括五类，由国务院环境保护行政主管部门即国家环境保护总局负责制定、审批、颁布和废止。地方级环境标准只包括两类：环境质量标准和污染物排放标准。凡颁布地方污染物排放标准的地区，执行地方污染物排放标准，地方标准未做出规定的，仍执行国家标准。

八、诉讼法

诉讼是国家司法机关在当事人及其他诉讼参与人的参加下，依照法定程序，处理案件的专门活动。诉讼法则是国家司法机关在当事人及其他诉讼参与人的诉讼活动中必须遵循的法律规范的总称，亦称程序法。

诉讼法包括民事诉讼、刑事诉讼、行政诉讼和仲裁等方面的法律。这方面的法律不仅是实体法的实现形式和内部生命力的表现，而且也是人民权利实现的最重要保障，其目的在于保证实体法的公正实施。

我国目前的诉讼与非诉讼程序法主要有：刑事诉讼法、民事诉讼法、行政诉讼法、海事诉讼特别程序法、引渡法、仲裁法等。

■ 分析与思考

1. 如何正确认识法的含义？
2. 概述法的基本特征。
3. 详述法律关系的主要内容。
4. 根据不同的划分标准，可以对法进行怎样的分类？
5. 法律责任的认定和归结应遵循哪些基本原则？
6. 如何正确理解法的作用？
7. 社会主义法治建设的基本内涵有哪些？
8. 建设社会主义法治必须遵循的基本原则是什么？
9. 我国现行法律体系包括哪些部门？

第二章

卫生法律法规

近年来，随着经济的发展和人民生活水平的提高，生命科学取得重大突破，人们对健康的认识明显提高。与此同时，法制理念深入人心，维权意识逐步加强，医患、护患纠纷日渐增加。医疗卫生领域的法制建设迫在眉睫，目前我国已经出台卫生领域的法律 10 余部，卫生法规 30 余部，为规范我国卫生领域的管理，推医疗卫生事业的健康发展起到了积极作用。

第一节　卫生法律法规概述

2006 年 10 月 29 日，河南省台前县人民法院对一起特大中毒事件的责任人作出判决，以玩忽职守罪判处台前县卫生局卫生监督办公室主任郑光恩有期徒刑 1 年。

2006 年 2 月 20 日晚，台前县第一初级中学 35 名学生在食用该学校门口外东侧一摊点卤面后，出现不同程度的中毒症状，其中 15 名学生中毒症状较重，其他 20 名学生中毒症状较轻。经查，学生系亚硝酸盐中毒。经台前县人民医院全力抢救，截至 2006 年 2 月 21 日下午 17 时，住院学生全部出院返校。

经调查查明，卖卤面面摊摊主叫岳肆明。经濮阳市疾病预防控制中心检测，岳肆明所卖卤面，卤面汤及肉汤内均检测出含有亚硝酸盐，其所使用原料细盐内亚硝酸盐含量为108.8mg/kg，味精内亚硝酸盐含量为 154.6mg/kg。

另查明，根据《中华人民共和国食品卫生法》、《餐饮业食品卫生管理办法》及国务院《关于进一步加强食品安全工作决定》[2004] 23 号文件之规定，县级卫生行政部门负责本辖区内餐饮业等消费环节的卫生监督管理工作。

法院审理认为，被告人郑光恩作为台前县卫生局卫生监督办公室主任，负责本辖区内的卫生许可和卫生监督工作，但其未能认真履行工作职责，对无卫生许可和无证经营的流动餐点未尽到监管职责，致使县第一初级中学 35 名学生中毒，使人民利益遭受重大损失，造成恶劣影响，其行为已构成玩忽职守罪。鉴于被告人郑光恩认罪态度较好，中毒学生已全部出院，未造成严重后果，故法院作出上述判决。

——摘自中国法院网

☆ 学生食物中毒，为什么卫生监督局卫生监督办公室主任要承担责任？

☆ 上述案例涉及哪些卫生法律法规？

一、卫生法律法规的概念和特点

卫生法律法规，是指由国家制定或认可的，有关食品卫生、医疗卫生、医疗事故的处理、卫生防疫、药品药械管理、从业资格、突发性公共卫生事件的应急处理等方面的法律规范的总称。

卫生法律法规，是行政法法律部门的组成部分，属于特殊行政法。它不仅包括宪法、民法、刑法和行政法律中用于调整卫生领域的法律规范，也包括卫生法律、卫生行政法规、地方性卫生法规及卫生规章、卫生决定、卫生办法等。

卫生法律法规的调整对象是国家卫生行政机关、医疗卫生机构及组织、企事业单位、个人、国际组织之间及其内部因预防和治疗疾病，改善人们生产、学习和生活环境及卫生状况，保护和增进人体健康而产生的社会关系。

> **知识链接**
>
> 卫生法律法规有四层含义：①它是国家法律规范的一种类型，是由国家制定或认可，具有普遍约束力，依靠国家强制力来保证实施；②卫生法律法规的表现形式包括卫生法律文件，也包括其他法律中有关医药卫生的条文；③卫生法律法规的目的是保护社会公共卫生秩序，规范卫生行为，保证医药卫生、预防、保健等活动的正常进行；④它是以卫生权利和义务为主要内容，规定参与主体双方权利、义务的法律规范。

我国卫生法作为行政法这一法律部门的特殊行政法，其除了具有行政法所特有的性质外，当然有其自己一定的特点。其特点表现在以下几个方面。

1. 卫生法在形式上的特点

(1) 卫生法没有统一的法典　在卫生领域，需要卫生法调整的范围十分广泛，事项繁琐多变，与卫生有关的法律法规甚多而又修改频繁。再者，社会上的很多新的疾病（如非典等）都是突发而来，因此，卫生法作为行政法的一个分支，属于位于宪法之下的，以若干单项法、众多行政法规、地方性法规和政府规章等所构成的相对独立的一套法律体系。

(2) 卫生法的稳定性较差，在形式上具有富于变动性的特点　由于卫生法是以有关卫生防疫、医疗、卫生事务为调整对象的，而这些事项本身经常变化，并时有突发性的、"史无前例"的公共卫生事件的发生，因而其调整的范围也就具有了不稳定性的特征，导致卫生法不得不随着卫生事业事项的变更而变更。并且，卫生行政性法规和规章，是为卫生行政机关自己实施法律、执行职务和适应实际需要而制定，这些法规、规章的制定和修改的程序与基本法相比较较为宽松，因此修改就较为频繁，表现为多变性。

(3) 卫生法的法律形式表现为多样化　以法律法规形式出现的卫生法，多是近年来所制定；卫生法体系中还有相当一部分规范性文件是以"办法"、"通知"、"政策"的形式出现。我国卫生法体系中的多数单行法律法规，都是近年来的成果。从法律形式上看，卫生法表现为法、条例、规范、办法、规定、通知等。而国家政策在一定条件下的一定范围内也适用。我国《民法通则》第六条就明确规定："民事活动必须遵守法律，法律没有规定的，应当遵守国家政策。"可以说，国家政策、党的政策在民事活动中是适用的，在卫生法律关系中也是同样适用的。

2. 卫生法在内容上的特点

(1) 卫生法的规定具有广泛性　卫生法的内容对卫生行政组织、卫生行政管理、卫生行政监督、医院管理、医护资格、计划生育、母婴保健、卫生行政执法、卫生类学校的设置等都作了规定，可称得上是包罗万象。并且，卫生系统的管理体制也与其他系统的管理体制有所不同，因此也导致了卫生法内容的广泛性，其涉及的是社会的多个领域。

(2) 卫生法具有易变性　一般地讲，法律应具有相对稳定性。但是，由于我国卫生行政法制建设才刚刚起步，相当大的一部分卫生方面的事务还在靠政策来调整。特别是我国加入世界贸易组织（WTO）后，WTO规则所要求的各种制度（如信息公开制度、听证制度等）

还不完善。这就必然导致我国的卫生行政机关制定与 WTO 规则要求相一致的法律法规，从而取代原有的法律法规和有关的政策、制度。这种新法的制定，必然表现为卫生法制的易变性。目前，我国已制定一系列卫生法律、法规，我国卫生法的这一特点，正在发生质的变革，依法行政的环境正在逐步完善。

（3）卫生法规是实体法与程序法交织在一起的法规　在我国，民法与民事诉讼法、刑法与刑事诉讼法，都是分别作为实体法和诉讼法分开制定的，其都是不同的部门法。而卫生法则不然，卫生行政法的程序性规范并不局限于诉讼领域，它还包括卫生行政管理活动程序的规范，即卫生行政程序法。

二、卫生法律法规的基本原则

我国的卫生法律、法规是以宪法为根据，以党的路线、方针、政策为理论基础，以中西医药学和现代科学技术为基础，并借鉴世界各国卫生事业建设的先进经验，结合我国社会主义卫生事业的实践经验而制定的。我国卫生法律、法规具有下列基本原则。

1. "义务本位"原则

卫生法中的"义务本位"原则，是我国的卫生行政机关和卫生法律关系主体的一切行为的准则。其具体要求是：卫生行政机关和卫生法律关系的主体，应把"履行义务"、"为人民服务"作为自己所在岗位的第一位的、义不容辞的职责或责任，"义务"是根本性的、是本位。而依法行政或行使权利则是为自己履行义务服务的，是保障自己"履行义务"的手段和工具。

"义务本位"思想和原则，贯穿于我国现有卫生法律体系的法律法规和有关政策中。比如，我国《执业医师法》第三条规定："医师应当具备良好的职业道德和医疗执业水平，发扬人道主义精神，履行防病治病、救死扶伤、保护人民健康的神圣职责。"以及《中华人民共和国医务人员医德规范及实施办法》对医务人员医德规范的具体规定，充分体现了"义务本位"原则的基本要求。此外，卫生法规定的"依法行使职权"等，也都体现了"义务本位"原则的基本要求。

> **知识链接**
>
> 《突发性公共卫生事件应急条例》第一条规定："为了有效预防、及时控制和消除突发性公共卫生事件的危害，保障公众身体健康与生命安全，维护正常的社会秩序，制定本法。"该法第三十九条规定："医疗卫生机构应当对突发事件致病的人员提供医疗救护和现场救援，对就诊病人必须接诊治疗，并书写详细、完整的病历记录；对需要转送的病人，应当按照规定将病人及其病历记录的复印件转送至接诊的或者指定的医疗机构。"

2. 合法性原则

所谓合法性原则，是指行政权的存在、行使必须依据法律，符合法律规定，不得与宪法和法律相抵触；我国卫生法是国家行政法体系的组成部分，行政合法性原则当然也是卫生行政法原则。合法性原则在卫生法中具有不可替代的地位和作用，是国家卫生法律制度的重要原则。在具体工作中贯彻卫生行政合法性原则，要求我国的卫生行政机关立法时要遵循宪法和法律、行政法规、地方性法规，在实行行政管理时不仅要遵循宪法、法律，还要遵循行政法规、地方性法规、行政规章、自治条例、单行条例等，同时，还必须依照法定程序。

3. 合理性原则

卫生行政合理性原则，是指卫生行政机关的行政行为的内容，应当客观、适度、合乎情理。合理性原则，是对卫生行政自由裁量权的限制。

卫生行政自由裁量权，是指在法律法规没有规定的情况下，卫生行政机关根据合理的判断，决定作为或不作为以及如何作为的权利。主要表现在：在法律没有规定限制条件的情况下，卫生行政机关在不违反宪法和法律的前提下，采取的必要措施；法律只规定了模糊的标准，没有明确规定范围和方式的，卫生行政机关根据实际情况和对法律的合理解释，采取具体措施。

4. 应急性原则

卫生行政应急性原则，是现代行政法制的重要内容，是指在某些特殊的紧急情况下，出于国家安全、社会秩序、人民生命安全或其他公共利益的需要，卫生行政机关可以采取没有法律依据的或与法律相抵触的具体措施。

国家和社会在运转过程中，不可避免地会发生一些紧急情况，如战争、重要疫情、新型疾病的流行等。这些情况的发生，可能威胁国家的安全、公民的人身安全和良好的社会秩序。在正常的宪政、法律体制难以运转的情况下，卫生行政机关采取的必要的应急措施，即使没有法律规定或与法律相抵触，也应视为有效。

三、卫生行政法规的作用

卫生法律法规作为我国行政法的一个分支，其除了具有我国行政法的一般作用和功能外，还具有其自身的作用和功能。这些作用和功能主要表现在以下两个方面。

1. 卫生法的规范作用

（1）指引作用　是指卫生法对个人行为所起的引导作用。卫生法律规范不仅以基本的规范形式和行为模式引导人们在法律范围内活动，还通过对违反卫生法律规范所设义务的人将承担的不利法律后果的规定来指引人们权衡得失，自觉守法。

（2）预测作用　是指人们根据卫生法，可以预先估计相互间将怎样行为以及行为的后果等，从而对自己的行为作出合理的安排，适时调整自己的行为。

（3）评价作用　是指卫生法作为人们对他人行为的评价标准所起的作用。卫生法的评价可分为两大类，即专门的评价和社会的评价。

（4）教育作用　是卫生法通过其本身的存在以及运作产生广泛的社会影响，教育人们实施正当行为的作用。这种作用的对象是一般人的行为。

卫生法的教育作用可分为静态的教育作用和动态的教育作用。

（5）强制作用　是指卫生法以物质暴力制止恶行、强制行为，并迫使不法行为人作出赔偿、补偿或予以惩罚以维护法律秩序的作用。卫生法的强制作用是卫生法生存的最后屏障。

2. 卫生法的社会作用

（1）贯彻党的卫生政策，保证国家对卫生工作的领导　国家对社会的管理方式是多种多样的，首先是制定国家政策，其中包括制定卫生政策，用以规范各级政府的卫生工作和人们的卫生行为。通过卫生立法，使党和国家的卫生政策具体化、法律化，成为具有相对稳定性、明确规范性和国家强制性的法律条文。

（2）保障公民生命健康　卫生工作的目的是防病治病，保护人类健康。卫生法就是国家围绕并实现这一目的而制定的行为规范的总和。

（3）促进经济发展，推动医学科学的进步　卫生法保护人体的生命健康，也就是最终保护生产力，为经济建设发挥巨大的推动和促进作用。

（4）促进国际卫生交流和合作　随着世界经济发展和对外开放扩大，我国与国外的友好往来日益增多，涉及的医疗卫生事务更加宽泛和复杂。为了预防传染病在国际间传播，维护我国主权，保障彼此间权利和义务，我国颁布了一系列涉外的卫生法律、法规和规章。

第二节　卫生行政执法

1994 年 12 月 7 日，田××以田××中医诊所法定代表人和负责人的名义向××市卫生局申领《医疗机构执业许可证》。1995 年 7 月 1 日××市卫生局向其颁发了登记号为 005242051441××的《医疗机构执业许可证》，该证上注明诊所的法定代表人和主要负责人均为田××，陈××为该诊所职工。1998 年因田××中医诊所从××市××区迁至××市××区东山大道 92 号执业，变更名称为××堂中医诊所，且登记号为 005242051441××的《医疗机构执业许可证》期限已到，××市卫生局遂予以重新审核，并于 1998 年 10 月 1 日为××堂中医诊所颁发了登记号为 0093420510313×的《医疗机构执业许可证》，该证载明诊所的法定代表人和主要负责人仍为田××。原告陈××于 1999 年、2000 年先后两次参加全国执业医师考试成绩均不合格，未取得医师执业证书。

原告陈××认为，××堂中医诊所自 1995 年创办以来，一直由其担任负责人，但是被告××市卫生局在对其提交的登记号为 005242051441××的《医疗机构执业许可证》予以换证的过程中，擅自将登记证上载明的负责人更换为田××，致使其无法继续经营诊所，遂向××市××区人民法院提起行政诉讼，请求人民法院：一、撤销被告××市卫生局于 1998 年 10 月 1 日颁发的登记号为 0093420510313×的《医疗机构执业许可证》。二、责令被告××市卫生局将登记号为 0093420510313×的《医疗机构执业许可证》中的负责人变更为原告陈××。

××市××区人民法院经审理认为，被告××市卫生局是在审查了该所于 1994 年 12 月 7 日的《医疗机构申请执业登记注册书》和原《医疗机构执业许可证》的基础上，并经确认了该所的法定代表人和主要负责人均为田××后，实施的具体行政行为，实施依据是《医疗机构管理条例》、《医疗机构管理条例实施细则》及《××省医疗机构管理实施办法》等行政法规、规章。原告陈××并非诊所负责人，其提供的登记号为 005242051441××的《医疗机构执业许可证》副本复印件有明显的涂改痕迹，且在主要负责人一栏与正本有不一致之处，而正本的可信度更高，因此应以正本所载内容来确认这一事实。同时原告陈××在 2000 年以前曾两次参加全国执业医师考试均不合格，尚未取得执业医师证，依照《医疗机构管理条例实施细则》第十三条的规定，尚不具备单独设立诊所的条件，不可能成为田××中医诊所（现××堂中医诊所）的负责人。依照最高人民法院《关于执行中华人民共和国行政诉讼法若干问题的解释》第五十六条第一款第四项的规定，判决驳回原告陈××的诉讼请求。

一审宣判后，原告陈××不服，向××市中级人民法院提起上诉，请求二审法院依法撤销一审判决，保护当事人的合法权益。××市中级人民法院经审理认为，被上诉人××市卫生局是行政法规授权负责医疗机构管理的行政机关，其于 1998 年 10 月 1 日向××堂诊所颁发《医疗机构执业许可证》，是在审查了该所于 1994 年 12 月 7 日的《医疗机构申请执业登记注册书》和原《医疗机构执业许可证》，并确认了该所的法定代表人和主要负责人为田×

×后，实施的具体行政行为，其颁证行为符合相关规定，其行为并未侵犯上诉人的合法权益，本院应予支持。上诉人要求撤销原审判决的上诉请求，因无事实和法律依据，本院不予支持。根据《中华人民共和国行政诉讼法》第六十一条第一款的规定，判决驳回上诉，维持原判。

——摘自 110 法律咨询网

☆××市卫生局依据卫生行政法规颁发《医疗机构执业许可证》的行为是什么行为？

☆假如原告陈××参加考试通过了，应该由谁向其颁发执业医师资格证书？颁发行为属于什么行政行为？

一、卫生行政执法的概念和特征

1. 卫生行政执法的概念

卫生行政执法是指各级卫生行政机关及得到卫生行政机关授权的非行政组织，按照法定职责、权限和程序执行、适用行政法律规范的行政行为。卫生行政执法是卫生法律法规实施的重要组成部分，是卫生法律法规适用的最主要途径和手段。

卫生行政执法是否合法、合理、公平、公正，不仅关系到卫生法律规范的贯彻执行，而且关系到整个卫生事业能否健康发展。它对于完善卫生法律建设，实现卫生事业管理的规范化、科学化、民主化，保证卫生行政权力的正确应用，保障全体公民、法人和其他社会组织的合法权益具有重要意义。

根据卫生行政执法的特征，可以把其分为广义的卫生行政执法和狭义的卫生行政执法。广义的卫生行政执法是指卫生行政执法主体在行使卫生行政权的过程中，依照法定职权和程序执行卫生法律规范的活动，既包括卫生行政主体抽象的行政行为，又包括卫生行政主体的具体行政行为。抽象行政行为就是行政主体针对不特定的人（包括公民法人和其他组织）和事作出的具有普遍约束力的行为，如行政法规、规章或者行政机关制定、发布的具有普遍约束力的决定、命令；具体行政行为是指行政主体针对特定的人和事作出的具有特定约束力的行为，具有可诉性。《中华人民共和国行政诉讼法》第十一条规定了对罚款、吊销许可证、责令停产停业、没收财物等行政处罚不服的可以提起诉讼，但是不是所有的具体行政行为都可提起诉讼，对法律规定由行政机关最终裁决的具体行政行为不服提起的诉讼法院不予受理。而狭义的卫生行政执法仅指卫生行政执法主体将卫生法律、法规、规章制度适用于现实生活中的具体对象，处理具体卫生事务以及具体案件的活动，也就是卫生行政主体做出具体行政行为的过程。我们平时主要是指狭义的卫生行政执法。

卫生行政机关实施行政处罚必须事实清楚、证据确凿，适用法律、法规、规章正确，坚持先调查取证后裁决、合法、适当、公正、公开和处罚与教育相结合的原则。

2. 卫生行政执法的特征

（1）主体的特定性　卫生执法的主体是各级卫生行政机关，只有卫生行政机关才是真正意义上的卫生行政执法主体，才具有政府职能部门的资格。在特定的条件下，法律法规可将卫生执法权授予某一组织，这种组织称为法律法规授权组织，一般应视同于行政主体，卫生行政机关要把执法权委托给其他组织行驶，必须有法律法规或规章的明确规定，并承担责任。

（2）职权的法定性　卫生行政执法所依据的法律规范，只能是法律规定应当由卫生行政执法主体执行的法律法规和规章，包括实体法和程序法。执法主体只能在职权内履行卫生行政管理职能责任，不得越权执法。

（3）执法权责的一致性 卫生行政机关对某一对象实施行政执法行为，既是卫生行政机关的权利（职权），又是卫生行政机关的义务（职责），卫生行政机关对其职权和职责不得自由处分，无论是转让、放弃或是主观随意变动，都将承担失职、渎职、违法、滥用职权的法律责任。

在司法实践中，经常有当事人诉行政机关不履行法定职责或不作为案，是否履行行政职责，主要从两个方面来看。一是完成行政工作中法定任务的义务，具体包括：①执行法律的义务；②行使法定权力的义务；③履行特定法定职责的义务。二是遵守法律而不违法的义务，具体包括：①符合法定权限范围而不越权；②符合法定职权目的与动机而不滥用职权；③遵守法定程序而不违反；④遵循合理性原则而避免失当。

（4）行为的主动性 行政机关的执法行为是一种直接影响相对人权利和义务的主体行为，不以相对人的意愿为转移。一般来讲法律规范颁布后仅是一种抽象规范，相对人不自觉遵守，又没有行政主体去执行，就不会对公民、法人和其他组织产生权利和义务的实际影响。相对人的权利义务关系不会自动地发生变更和终止。行政执法行为则在法的制定和实施之间建筑起桥梁和纽带。

（5）行政执法目的的公益性 卫生行政执法是贯彻执行实施卫生行政法律规范，并将它适用到具体的人和事，使法律规范的要求在现实生活中得以实现，实现国家行政管理职能。其目的是实现社会公共意志，维护社会公共利益和行政相对人的合法权益。

二、卫生行政执法的主体

卫生行政执法主体是指国家依法设立、代表国家对辖区内的企业事业单位、社会组织和公民个人贯彻执行卫生法律法规的情况行使监督、管理、行政处罚和行政处理职权，并承担由此产生的法律后果的专门机关。由此可见，卫生行政执法主体的执法活动，表现为依卫生法律、法规行使卫生行政职权的过程，即对行政相对人进行监督、管理和追究行政法律责任。它们是行使卫生执法职能的组织基础，卫生法律规范能否得到执行和实施，保障人民健康的目的能否达到，主要取决于卫生行政执法主体的有效活动。

（一）卫生行政执法主体的特征

1. 拥有独立的卫生行政执法权

卫生行政执法权是法律赋予的行政职权，而行政职权属于国家公权力，非经法律规定任何国家机关、社会团体和个人均无权处理。

2. 能够以自己的名义来实施卫生管理活动

这里所说的以自己的名义，并不是说任何卫生行政机关或者社会组织都可以独立地以自己的名义行使卫生行政执法行为，而是只有当它们成为卫生行政主体时，才能以自己的名义实施卫生行政执法行为。比如：卫生行政机关依法委托其他单位行使卫生执法权时，受委托的单位不能以自己的名义而只能以委托机关的名义进行执法。

3. 卫生行政执法主体是组织，而不是个人

尽管这些卫生行政执法活动是由某个或者某几个公务人员来实施的，但是他们不是以自己的名义，而是以组织的名义来进行的，是公务活动，其效力和后果归属于组织。

4. 卫生行政执法主体是能够独立地承担法律责任的组织

任何卫生行政执法主体都必须能独立地承担执法活动带来的后果和责任。其内设的机构或者其委托的组织均不能独立地承担卫生行政执法行为的法律责任。

> **知识链接**
>
> 　　只有符合有效条件的卫生行政执法行为才能产生法律效力。一般情况下，卫生行政执法行为产生法律效力需要同时具备4个要件。
>
> 　　(1) 资格要件　资格要件是指作出卫生行政执法行为的主体符合法定的条件。实施卫生执法行为的主体必须是具有该项卫生行政执法权力的行政机关，或者法律法规授权的机关，其他任何个人或者组织不得行使卫生行政执法权力。
>
> 　　(2) 职权要件　职权要件是指享有实施卫生行政执法行为资格的主体，必须在自己的权限范围内从事行政执法行为才具有法律效力。超出权限范围，实质上也就失去了执法主体的资格。
>
> 　　(3) 内容要件　内容要件是指卫生行政执法行为的内容必须合法与合理，才能产生预期的法律效果。合法即严格依据卫生法律、法规或者规章而作出的卫生行政执法行为；合理即卫生行政机关在自由裁量权的范围内公正、适当地实施卫生行政执法行为。
>
> 　　(4) 程序要件　程序要件是指实施卫生行政执法行为的方式、步骤、顺序、期限等，必须符合法律规定。违反法定程序，即使内容合法、正确，同样构成卫生行政执法行为无效。

(二) 卫生行政执法主体的分类

　　依据执法主体获得执法资格方式的不同，可以把卫生行政执法主体分为职权性主体和授权性主体两种类型。

　　职权性执法主体是指依据宪法和行政组织法的规定，在其成立时就拥有行政执法权并同时获得行政执法主体的资格。包括：卫生行政机关、食品药品监督管理机关、人口和计划生育管理机关、国家卫生检疫机关等。

　　授权性执法主体是指依据卫生管理的需要，通过法律法规将处理某一方面卫生行政事务的权力授予某些组织行使，该组织便成为法律法规授权组织，具有卫生行政执法主体资格。比如各级卫生防疫机构等。

三、卫生行政执法的方式

　　卫生行政执法的方式分包括卫生行政许可、卫生行政处罚、卫生行政监督检查、卫生行政强制措施、卫生行政处理等，其中最主要的两种方式是卫生行政许可和卫生行政处罚。

1. 卫生行政许可

　　卫生行政许可是卫生行政部门根据公民、法人或者其他组织的申请，依照卫生法律、法规、规章和卫生标准、规范进行审查，准予其从事与卫生管理有关的特定活动的行为。

> **知识链接**
>
> 　　卫生行政许可具有以下特征：(1) 实施卫生行政许可的主体，是卫生行政管理部门。其他任何部门和个人均无权实施卫生行政许可。(2) 卫生行政许可是一种依申请而实施的具体行政行为，不同于行政主体依职权主动赋予相对方权利和免除义务的行为。(3) 卫生行政管理部门实施卫生行政许可的依据是卫生法律、卫生行政法规；国务院决定；卫生行政性规章、地方性法规；省、自治区、直辖市人民政府规章；卫生标准、卫生规范。不是单纯的法律、法规、规章。(4) 卫生行政许可，是赋予行政相对方从事与卫生管理有关的特定活动的权力。(5) 卫生行政许可所遵循的原则是公开、公平、便民、高效、服务。(6) 卫生行政许可有严格的法定程序，不依据法定程序实施的许可无效。

根据我国现行卫生法律、法规、地方性法规、规章的规定，我国卫生行政许可的项目分为法定的项目和设定的项目两种。

所谓法定的项目，是指有关卫生法律、卫生行政法规明文规定的须实施卫生行政许可的项目。如我国《医疗机构管理条例》第十九条规定："县级以上地方人民政府卫生行政部门自受理执业登记申请之日起 45 日内……审核合格的，予以登记，发给《医疗机构执业许可证》。"所谓设定的项目，是指国家卫生法律、法规没有对项目作硬性规定，而卫生行政部门根据我国的实际情况，决定设立的卫生许可项目。

实施卫生行政许可的基本程序主要有：申请与受理——审查与决定——听证——变更与延续——监督检查。

2. 卫生行政处罚

卫生行政处罚是指县级以上卫生行政机关依据卫生法律、法规、规章，对应受制裁的违法行为，作出的警告、罚款、没收违法所得、责令停产停业、吊销许可证以及卫生法律、行政法规规定的其他行政处罚的行为。

知识链接

卫生行政处罚的特征

（1）卫生行政处罚的主体　是县级以上卫生行政机关和卫生法律、法规授权的卫生机构；应当注意的是：①县级以上卫生行政机关行使卫生行政处罚权，必须在法律、法规规定的各自的职权范围内进行；②卫生法律、法规授权的卫生机构具有卫生行政处罚权。

（2）卫生行政处罚的对象　是作为卫生行政相对方的公民、法人、其他组织。区别于行政机关基于行政隶属关系或监察机关依职权对其公务员作出的行政处分。

（3）卫生行政处罚的前提　是卫生行政相对方实施了违反卫生行政法律规范的行为。也就是说，只有相对方违反了卫生法律规范，才能给予卫生行政处罚；其次，只有卫生法律、法规规定必须处罚的行为才能处罚，法无明文规定不处罚。

（4）卫生行政处罚的性质　是一种以惩戒违法为目的的具有制裁性质的具体行政行为。其制裁性体现在：对违法相对方权益的限制、剥夺，或者对其科以新的义务。这一点既区别于刑事制裁、民事制裁，又区别于授益性的卫生行政许可、奖励等。

根据我国《行政处罚法》和卫生部《卫生行政处罚程序》的规定，实施卫生行政处罚应当遵循以下原则。

（1）处罚法定原则　是指卫生行政机关实施卫生行政处罚，必须以现行的卫生法律、卫生行政法规、卫生部门规章为依据，卫生法律、卫生行政法规、卫生部门规章没有规定为违法的行为，不得认定其为违法，不得实施卫生行政处罚。即法无明文规定不为过，法无明文规定不为罚。

（2）处罚与教育相结合　是指处罚的目的和措施不仅仅是为了制裁违法行为，而且处罚也应当起到教育作用，是教育违法者本人和他人的一种教育形式。我国《行政处罚法》第五条规定："实施行政处罚，纠正违法行为，应当坚持处罚与教育相结合，教育公民、法人或者其他组织自觉守法。"卫生部《卫生行政处罚程序》第四条规定："卫生行政机关实施行政处罚必须事实清楚……和处罚与教育相结合原则。"

（3）公正、公开、过罚相当原则　公正原则是处罚法定原则的补充，是指在实施卫生行政处罚时不仅要求形式合法，而且要求处罚的内容符合法律规定和立法目的。公开原则，是指卫生行政机关实施卫生行政处罚的过程要公开，要有相对方的参与和了解。过罚相当，是指处罚应当和相对方的过错相适应，做到确切、恰当、适当。

（4）事实清楚、证据确凿、适用法律正确原则　是指卫生行政部门实施卫生行政处罚，必须以事实为根据，做到事实清楚，证据充分、确凿；在适用法律、法规、规章时必须正确适用，避免不正当适用和偏差。

（5）先调查取证后裁决原则　是指卫生行政部门实施卫生行政处罚，应当先调查取证，而后再根据调查结果和取得的证据的情况，依法作出裁决。

（6）一事不再罚原则　是指对于卫生行政相对方的某一违法行为，不得给予两次以上同类（如罚款）的处罚；或者说卫生行政相对方的一个行为违反一种卫生行政规范时，只能由一个卫生行政机关作出一次处罚，不得重复处罚。一事不再罚原则，主要解决的是多头处罚与重复处罚的问题。

（7）处罚救济原则　又称法律救济原则。是指卫生行政主体对相对方实施卫生行政处罚时，必须保证行政相对方取得救济的途径，否则不能实施处罚。

（8）过期不处罚原则　是指违法行为人的违法行为经过一定期限未被发现，即不再予以行政处罚。但是，法律另有规定的除外。

卫生行政处罚的程序分为以下三种。

（1）卫生行政处罚的简易程序　又称当场处罚程序，是指在具备某些条件的情况下，由卫生执法人员当场作出处罚决定，并当场执行的步骤、方式、时限、形式等过程。设置该程序的意义在于：对不需要立案调查、影响不大，在其被发现后即可认定事实的卫生行政违法行为直接予以处罚，既不影响受罚人的合法权益，又提高了执法效率。

（2）卫生行政处罚的一般程序　又称普通程序，包括受理与立案、调查取证、处罚决定、送达、执行与结案。这是卫生行政处罚中最基本、内容最完善、适用最广泛的程序。除法律、法规另有规定外，任何一个卫生行政处罚决定必须适用这一程序。否则，将直接影响到处罚决定的效力问题。

（3）听证程序　卫生行政处罚程序中的听证程序，是指卫生行政机关遵照卫生行政处罚的公正、公开原则，在作出责令停产停业、吊销许可证或者较大数额罚款前，告知当事人有要求卫生行政机关举行听证会查清案件事实、进行陈述、申辩、质证的权利；当事人要求听证的，卫生行政机关应当组织听证会并承担听证费用。

此外，依据我国《行政处罚法》第三十八条的规定，违法行为轻微，依法可以不予行政处罚的，不予卫生行政处罚；违法事实不能成立的，不得给予卫生行政处罚；违法行为已构成犯罪的，移送司法机关。对情节复杂或者重大违法行为给予较重的行政处罚，卫生行政机关的负责人应当集体讨论决定。

第三节　卫生行政救济

2003年2月，李×因右踝关节骨折到卫生服务站就诊。治疗三个月后，李×仍觉得踝关节疼痛且行走不便。同年7月市人民医院诊断为右踝关节陈旧性骨折。李×认为卫生服务站在为其治疗过程中有过错，向卫生局提出医疗事故争议处理申请，卫生局决定受理并委托市医学会对李×与卫生服务站的医疗事故争议是否属于医疗事故、相关责任作出审查鉴定。

市医学会依法作出医疗事故技术鉴定书，认定该病例属于三级丙等医疗事故，医方承担主要责任。2004 年 2 月，卫生服务站以卫生局受理医疗事故争议申请不当为由提起行政诉讼，要求确认卫生局受理行为违法并撤销该受理行为。

法院在审理过程中，对医疗事故争议处理申请的受理行为是否可诉产生了两种不同意见。

第一种意见认为，《医疗事故处理条例》第三十九条并未明确规定卫生行政主管部门对医疗事故争议处理申请无需审查一律受理，该条规定卫生行政主管部门对当事人的申请应当进行审查，对符合条例规定的，方可受理。因此，对被申请人来说，卫生行政主管部门的受理行为，从性质上将其与申请人之间的争议纳入属于医疗事故争议范畴，因而涉及了其具体权利义务，其不服即可提起行政诉讼。法院应对市卫生局的受理行为的合法性进行审查。

第二种意见认为，审查并决定是否受理医疗事故争议申请是市卫生局的法定职责，该受理行为对卫生服务站的权利、义务并不产生实际影响。卫生服务站对鉴定结论或行政机关依据鉴定结论所作出行政处理行为不服，可另行主张权利。应裁定驳回卫生服务站的起诉。

☆ 上述案例涉及几种卫生行政救济的方式？

一、卫生行政救济的概念和途径

1. 卫生行政救济

卫生行政救济，是指公民、法人或者其他组织认为卫生行政机关的行政行为造成自己合法权益的损害，请求有关国家机关给予补济的法律制度的总称，包括对违法或不当的行政行为加以纠正，以及对于因行政行为而遭受的财产损失给予弥补等多项内容。

> **知识链接**
>
> 卫生行政救济主要特征：①卫生行政救济是对权利所进行的救济；②卫生行政救济是对行政所实施的救济；③卫生行政救济一般应在法律上形成某种制度；④卫生行政救济一般是事后的救济。

2. 卫生行政救济的途径

卫生行政救济的途径，是指行政相对人的合法权益受到卫生行政执法行为的侵害时，法律所提供的补救渠道。卫生行政救济，有利于公民、法人和其他组织行使救济权利，有利于约束国家卫生行政机构的执法行为，有利于追究卫生行政执法主体的违法责任，有利于国家机关采取相应的补救措施。

我国现有的卫生行政救济的途径有以下三种。

（1）行政机关救济　也称内部救济，主要是通过行政复议来实现的。

（2）司法机关救济　也称外部救济，主要是指卫生行政诉讼。

（3）卫生行政赔偿　指当国家卫生行政主体违法行使职权侵犯公民、法人和其他组织的合法权益时，受害人有权依照《中华人民共和国国家赔偿法》取得国家赔偿的权利。

二、卫生行政复议

卫生行政复议，是指公民、法人、其他组织认为卫生行政具体行政行为侵犯其合法权益，依法向原作出具体行政行为的卫生机关的同级人民政府或其上级卫生行政机关提出复议申请，原作出具体行政行为的卫生机关的同级人民政府或者上级卫生行政机关受理其申请，并进行复查、作出裁决的活动。

> **知识链接**
>
> 卫生行政复议具有以下特征。①行政性。卫生行政复议是一种卫生行政行为，复议机关只能是行政机关，所以，其具有行政性特征。②职权性。卫生行政复议是复议机关依法履行职责、行使职权的行为，其具有履行法定职责、行使法定职权的性质。③监督性。卫生行政复议的复议机关是作出原具体行政行为的行政机关的同级人民政府和其上级卫生行政机关，该作出原具体行政行为的机关的同级人民政府理所当然地具有监督其职能部门的义务和职权，其复议就是对其职能部门的监督，所以说，卫生行政复议具有监督性。④程序性。卫生行政复议行为，是依据法律规定的程序产生、依据法定的程序进行，没有程序的规定就不会有卫生行政复议，也就没有卫生行政复议决定。所以，卫生行政复议有程序性而且是严密的程序性。⑤救济性。卫生行政复议行为，是国家为了保护公民、法人、其他组织的合法权益，防止卫生行政机关可能出现的差错和偏差而设置的一种救济手段。以用来解决公民、法人、其他组织和卫生行政机关的行政争议，纠正行政违法行为和行政不当行为，并赔偿由于行政机关的过错而给行政管理相对方造成的损失。因此，卫生行政复议具有救济性。

1. 卫生行政复议的原则

卫生行政复议的基本原则，是指贯穿于卫生行政复议的全过程的各个方面的，指导卫生行政复议行为的基本准则。《中华人民共和国行政复议法》第四条规定："行政复议机关履行行政复议职责，应当遵循合法、公正、公开、及时、便民的原则，坚持有错必纠，保障法律、法规的正确实施。"我国的卫生行政复议应当依据我国的《行政复议法》，因此，我国《行政复议法》规定的基本原则，当然也是卫生行政复议的基本原则。

(1) 合法原则　是指履行卫生行政复议职责的机关，必须严格按照宪法和法律规定的职责和职权范围，以事实为根据，以法律为准绳，对卫生行政相对方申请复议的具体行政行为，按法定程序进行审查、作出处理。

(2) 公正原则　是指卫生行政复议应当具有公正性，不偏不倚、不枉不纵，应当依法办事、合乎情理。

(3) 公开原则　是指卫生行政复议在卫生行政复议的各个阶段以至全过程，都应当将卫生行政复议的活动处于公众特别是卫生行政管理相对方完全知晓的境界，使卫生行政管理相对方很好地行使自己享有的复议权利。

(4) 及时原则　其含义是：由于卫生行政复议案件一般属于"非一裁终局"，可能还要经过司法审查。因此，卫生行政复议机关对案件进行复议，应在各个方面做到即时处理与决定，不得随意推托、推诿。以使案件能够及时解决，不致给当事人带来不应有的损失。

> **知识链接**
>
> 及时性原则主要内容是：①在接到行政复议申请后，应当及时予以审查并将有关情况告知申请人。对不符合行政复议法规定的行政复议申请决定不予受理的，应当及时书面告知申请人；对符合行政复议法规定，但是不属于本机关受理的行政复议申请，应当及时告知申请人到有关行政复议机关提出。②受理行政复议申请后，应对申请行政复议的具体行政行为及时进行审查，需要调查取证、听取有关单位和人员意见的，要抓紧进行，不能拖延。③要及时作出行政复议决定。④对申请人、被申请人履行复议决定的情况要及时了解，对不按时履行的，要依法及时采取措施保证行政复议决定的履行。

（5）便民原则 是要求卫生复议机关在尽量节省费用、时间、精力的情况下，保证公民、法人、其他组织充分行使卫生行政复议申请权，避免让复议当事人不必要地耗费时间、财力、精力。

（6）一级复议原则 是指我国的卫生行政复议实行一级复议制。即卫生具体行政行为的复议，以作出原具体行政行为的卫生行政机关的同级国家机关，或者作出原具体行政行为的卫生行政机关的上级主管部门的复议决定为决定，卫生行政相对方不得再向上一级国家行政机关申请复议。

（7）不调解原则 是指卫生行政复议机关审理卫生行政复议案件时，不适用调解。由于卫生行政复议解决的是行政争议，作为行政复议的当事人一方的国家卫生行政机关，其依法履行职责、行使职权是其权利也是其义务。因此卫生行政机关在作出具体行政行为时，必须保证依法作出的行政行为合法、适当。否则，其就是没有很好地履行职责，就应当由复议机关依法纠正。所以，卫生行政复议案件，不适用调解。

（8）书面复议原则 是指卫生行政复议原则上采用书面审理（复议）的制度。卫生行政复议机关不必传唤申请人和被申请人、证人、其他复议参加人等；申请人申请复议，也可以不提交书面材料。复议机关是根据作出原具体行政行为的机关提供的原始材料和证据，来审理、处理卫生行政复议案件的。

2. 卫生行政复议的范围

申请人申请复议的范围应符合下列规定。

① 对行政机关作出的警告、罚款、没收违法所得、没收非法财物、责令停产停业、暂扣或者吊销许可证、暂扣或者吊销执照、行政拘留等行政处罚决定不服的。

② 对行政机关作出的限制人身自由或者查封、扣押、冻结财产等行政强制措施决定不服的。

③ 对行政机关作出的有关许可证、执照、资质证、资格证等证书变更、中止、撤销的决定不服的。

④ 对行政机关作出的关于确认土地、矿藏、水流、森林、山岭、草原、荒地、滩涂、海域等自然资源的所有权或者使用权的决定不服的。

⑤ 认为行政机关侵犯合法的经营自主权的。

⑥ 认为行政机关作出变更或者废止农业承包合同，侵犯其合法权益的。

⑦ 认为行政机关违法集资、征收财物、摊派费用或者违法要求履行其他义务的。

⑧ 认为符合法定条件，申请行政机关颁发许可证、执照、资质证、资格证等证书，或者申请行政机关审批、登记有关事项，行政机关没有依法办理的。

⑨ 申请行政机关履行保护人身权利、财产权利、受教育权利的法定职责，行政机关没有依法履行的。

⑩ 行政机关依法发放抚恤金、社会保险金或者最低生活保障费，行政机关没有依法发放的；以及认为行政机关的其他具体行政行为侵犯其合法权益的。

3. 卫生行政复议的程序

（1）卫生行政复议的申请 在行政复议活动中，复议程序是从具体案件的受理开始的，而案件的受理是以申请人向复议机关提出行政复议请求为前提的。行政复议实行"不告不理"的原则，复议申请也不一定能被受理，但没有申请就一定没有受理。

行政复议申请，是行政复议程序得以启动的基础。行政复议无论作为解决行政争议，使受侵害的行政管理相对人的合法权益得以救济的途径，还是作为行政机关系统内部层级监督的措施，都只有通过行政复议申请才能启动。没有申请人的申请，行政复议机关也就不存在行使复议权的问题。

（2）卫生行政复议的受理　　卫生行政复议的受理是指卫生行政复议申请，经有管辖权的行政复议机关审查，符合法定条件，予以立案，即为受理。

行政复议机关对复议申请审查后，应及时作出适当处理。对于没有明确的被申请人或者申请人不符合《中华人民共和国行政复议法》第九条、第十条规定的资格条件的，或者不属于复议范围，或者已经向法院提起行政诉讼，或者不符合法律规定的其他条件，行政复议机关应当在收到申请后5日内作出不予受理的书面决定，并告知申请人。对符合行政复议法的规定，但不属于本行政机关受理的，告知申请人向有关行政复议机关提出。除上述两种情况外，行政复议申请自复议机关负责法制工作的机构收到之日起即视为受理。

（3）卫生行政复议审理　　是卫生行政机关对受理的卫生行政案件进行合法性和适当性审查的过程，这是复议程序的核心。原则上采取书面审查的方式，审查期限为60日。

（4）卫生行政复议决定　　是指行政复议机关根据申请人的要求，对具体卫生行政行为进行审查后得出结论性意见的过程。

卫生行政复议决定一经送达即发生法律效力，被申请人应当履行复议决定，被申请人不履行或者无正当理由拖延履行的，行政复议机关或者有关上级机关应当责令其限期履行。

三、卫生行政诉讼

卫生行政诉讼是指行政相对人与行政主体在卫生行政法律关系领域发生纠纷后，依法向人民法院提起诉讼，人民法院依法定程序审查行政主体的卫生行政行为的合法性，并判断相对人主张是否妥当，作出裁判的一种活动。卫生行政诉讼是我国行政诉讼的一种。我国行政诉讼法规定的原则和程序，同样适用于卫生行政诉讼。

知识链接

构成卫生行政诉讼，应包括四个要件。①原告是卫生行政管理相对人；②被告是行使卫生管理职权的卫生行政机关或法律、法规授权组织；③被诉客体是法律规定在人民法院受案范围的具体行政行为；④卫生行政管理相对人必须在法律规定的期限内向人民法院提起诉讼。

1. 卫生行政诉讼的基本原则

卫生行政诉讼的基本原则，是指我国行政诉讼法所规定的，指导卫生行政诉讼活动的基本准则。卫生行政诉讼的基本原则，可以直接体现诉讼的本质要求；可以对卫生行政活动进行普遍性的指导；可以弥补行政诉讼法具体规范的不足。

卫生行政诉讼的一般原则，是指作为行政诉讼的一种，与其他诉讼共有的原则。按照《中华人民共和国行政诉讼法》的规定，共有以下七项：人民法院独立行使审判权原则；以事实为根据，以法律为准绳原则；合议、回避、公开审判和两审终审原则；当事人诉讼法律地位平等原则；使用本民族语言文字进行诉讼原则；辩论原则；人民检察院进行法律监督原则。

卫生行政诉讼的特殊原则，是根据《中华人民共和国行政诉讼法》的规定及卫生行政的特点区别于其他诉讼的原则。

（1）具体行政行为合法性审查原则　　合法性审查是指人民法院审查卫生行政案件，只对具体卫生行政行为是否合法进行审查。原则上不涉及抽象行政行为、行政行为合理性等问题。

（2）起诉不停止执行原则　这一原则是指卫生行政机关的具体行政行为不因原告提起诉讼而停止执行，因为行政机关代表国家行政，行政行为一经作出就假定其合法有效，即具体行政行为的效力先定。

（3）不适用调解和反诉原则　人民法院在审理卫生行政案件时，不得把调解作为审理方式或结案方式，而只能依法作出公正的判决。这是基于被告卫生行政机关享有的是公共权力，同时又是一种职责，行政机关及其工作人员只能依法行使职权，无权作转让、放弃或处置，故不适用调解。同时在诉讼期间，卫生行政机关无权提出反诉。

（4）被告负主要举证责任原则　这一原则是指在行政诉讼中，如果被告行政机关提供不了证据或主要证据，则要承担败诉的法律后果。

2. 卫生行政诉讼受案范围

卫生行政诉讼的受案范围，是指人民法院依法受理卫生行政案件的范围。行政案件种类繁多，性质复杂，哪些能进入行政诉讼程序，《中华人民共和国行政诉讼法》第十一条作了受案范围的限制。卫生行政诉讼主要包括以下几类。

（1）卫生行政处罚行为　对扣留、罚款、吊销许可证和执照、责令停产停业、没收财物等行政处罚不服的，人民法院应予受理。

（2）卫生行政强制措施　人民法院受理公民、法人或者其他组织对限制人身自由或者对财产的查封、扣押、冻结等行政强制措施不服提起的诉讼。卫生法律法规中对卫生违法行为作了一些行政强制措施的规定，如取缔、强制治疗、强制隔离、临时控制措施等。这些对人身和财产的强制措施，对相对人有强迫服从的作用，造成的后果也较严重。因此必须严格依法进行，不得超越法律法规授权范围。对违法侵权的，相对人可依法提起行政诉讼。

（3）拒绝发放许可证或对许可申请不予答复的行为　认为符合法定条件申请行政机关颁发许可证和执照，行政机关拒绝颁发或者不予答复的行为，申请人可提起行政诉讼。

（4）卫生行政机关不履行保护人身权的行为　行政机关履行保护人身权、财产权的法定职责，行政机关拒绝履行或者不予答复的，人民法院依法受理。

（5）卫生行政机关违法要求履行义务的　公民、法人和其他组织在行政上的权利义务只能依法设定，任何行政机关不得违法要求其履行法律设定以外的义务。如卫生法规定的从业人员体检次数、许可证的使用年限是法定的，卫生行政机关不得随意变更。

（6）对卫生行政机关做出的复议决定不服的　当事人对卫生行政复议决定不服，可向人民法院提起卫生行政诉讼。行政复议机关决定不予受理或者受理后超过行政复议期限不作答复的，当事人也可提起卫生行政诉讼。

（7）卫生行政机关对医疗事故和其他卫生事件的处理决定　当事人对卫生行政机关作出的医疗事故处理决定不服，依法向人民法院提起行政诉讼的，人民法院应当受理。

3. 卫生行政诉讼的程序

卫生行政诉讼程序是指由法律规定的人民法院处理卫生行政案件的活动过程。它包括起诉和受理、审理和判决、执行三个基本过程。审理和判决又可分为一审程序、二审程序和审判监督程序。诉讼期间除行政诉讼法规定的特殊情况外，一般不停止具体卫生行政行为的执行。

（1）起诉和受理程序　起诉是指卫生行政管理相对人认为卫生行政主体的具体卫生行政行为侵犯其合法权益，依法请求人民法院用行政审判权加以保护的行为。受理是指原告起诉后，受诉人民法院经过审查认为符合法定起诉条件，决定予以立案审理的行为。对属于人民法院受理范围的卫生行政案件，卫生行政管理相对人可以先申请卫生行政复议，对复议不服的再向人民法院起诉，也可以直接向人民法院提起诉讼。法律、法规规定应当先申请复议，对复议不服再起诉的，依照法律、法规的规定。

> **知识链接**
>
> 　　卫生行政诉讼的起诉应当符合下列条件：①原告是认为具体行政行为侵犯其合法权益的公民、法人或者其他组织；②有明确的被告；③有具体的诉讼请求和事实根据；④属于人民法院受案范围和受诉人民法院管辖。

　　（2）审理和判决　原告起诉的卫生行政案件，一经人民法院受理，即进入第一审程序。人民法院公开审理卫生行政案件，但涉及国家机密、个人隐私和法律另有规定的除外。人民法院审理卫生行政案件，不适用调解。人民法院审理卫生行政案件，由审判员组成合议庭，或者由审判员、陪审员组成合议庭。合议庭成员，应当是 3 人以上的单数。人民法院经过审理，根据不同情况，分别作出判决维持、撤销或者部分撤销、判决变更。

　　（3）执行　执行程序是保证生效的法律文书得以实施，使法定的权利、义务得以最终实现的程序。卫生行政管理相对人拒绝履行发生法律效力的判决裁定的，卫生行政主体可以向第一审人民法院申请强制执行，或者依法强制执行。卫生行政管理相对人对具体卫生行政行为在法定期限内不起诉又不履行的，卫生行政主体可以申请人民法院强制执行，或者依法强制执行。

四、卫生行政赔偿

　　卫生行政赔偿，又称卫生行政损害赔偿，是指国家卫生行政主体在执行职务过程中，因违法或不当行政侵害相对人的合法权益并造成经济损失时，由国家卫生行政主体依法予以赔偿的制度。

> **知识链接**
>
> 　　构成卫生行政损害赔偿，即国家赔偿，其构成要件如下。
> 　　①国家机关的违法行为。国家卫生行政机关及其工作人员在行使职权中要有违法的行为，才能赔偿。②被侵害的权益为合法权益。公民、法人和其他组织被侵害的权益，必须是受法律保护的权益。③有损害结果的实际发生。损害结果是指国家卫生行政机关的具体行政行为侵犯公民、法人或者其他组织合法权益，造成了实际存在的损失。只有损害结果实际发生，才可能构成发生损害赔偿，无损害结果存在，赔偿就没有意义。④侵权行为与损害结果有直接的因果关系。就是说，国家卫生行政机关及其工作人员的职务违法行为直接导致了损害结果的发生，才能赔偿。

1. 卫生行政赔偿的范围

　　根据《中华人民共和国国家赔偿法》的规定，行政赔偿是指国家行政机关及其工作人员违法行使职权，侵犯公民、法人和其他组织的合法权益造成损害的，受害人有依法取得国家行政赔偿的权利。

　　根据规定，其赔偿范围有以下规定。

（1）侵犯人身权的行为　　国家卫生行政机关及其工作人员在行使行政职权时，有下列侵犯人身权情形之一的，受害人有取得赔偿的权利。

①违法拘留或者违法采取限制公民人身自由的行政强制措施的。我国法律对行政拘留的机关、拘留的条件、程序以及期限等都作了明确的规定，凡违反这些规定的，则为违法拘留。行政强制措施是指行政机关为实现一定的行政目的而采取的强制性手段。限制人身自由的行政强制措施主要包括劳动教养、收容审查、强制治疗与强制戒毒、强制遣送、行政拘留等，这些措施都是有一定的法律和行政法规作为依据的，如果适用法律和行政法规不当，就属于违法。

②非法拘禁或者以其他方法非法剥夺公民的人身自由的。这是指行政机关及其工作人员在执行职务中，在不具有行政拘留或其他限制人身自由强制措施的权限，或者虽具有权限，但未依法作出决定的情况下，非法剥夺公民的人身自由的行为。其具体表现为非法拘禁、非法拘留、非法绑架、非法强制禁闭等。

③违法使用武器、警械，以殴打等暴力行为或者唆使他人以殴打等暴力行为造成公民身体伤害或者死亡的。国家对枪支、警棍、手铐等武器、警械的使用有明确规定，行政机关及其工作人员行使职权时，违反规定，滥用枪支、警械导致他人伤害或死亡的，属于违法行为。

④造成公民身体伤害或者死亡的其他违法行为。

（2）侵犯财产权的行为　　国家卫生行政机关及其工作人员在行使职权时，有下列侵犯财产权情形之一的，受害人有取得赔偿的权利。

①违法罚款、吊销卫生许可证或执照，责令停产停业，没收财物等行政处罚的。罚款、吊销卫生许可证或执照，是行政机关依法进行的行政处罚行为，行政机关必须依据有关权力机关具有法律效力的规定作出处罚，否则即为违法。

②违法对财产采取查封、扣押、冻结等行政强制措施的。查封、扣押、冻结等行政强制措施是对当事人的财产权的使用给予限制或剥夺的一种强制行为。

③违反国家规定征收财物、摊派费用的。指行政机关在无法律、法规和行政规章依据的情况下，凭借职权，要求相对人一方履行某些义务的行为，如强迫出钱、出物等。

④造成公民财产损害的其他违法行为。

知识链接

国家不承担赔偿责任的范围。国家赔偿法规定属于下列情形之一的，国家不承担赔偿责任：①国家机关工作人员实施了与行使职权无关的个人行为。这种行为应属于工作人员的个人行为，如果造成损失，由个人承担民事赔偿责任。②公民、法人和其他组织自己的行为致使损害发生或加重的。③法律规定的其他情形。

2. 赔偿请求人和赔偿义务机关

赔偿请求人，又可称为赔偿诉讼的原告，是以自己的名义，就自身权益受到侵害而提起国家赔偿的公民、法人和其他组织。

按照国家赔偿法的规定，侵权的主体有两类，即国家机关和国家机关工作人员，而赔偿的义务机关则只有一个，就是国家机关。

3. 卫生行政赔偿程序

卫生行政赔偿程序是指卫生行政赔偿请求人依据法律的规定申请行政赔偿和有关行政机关受理处理赔偿的方式、方法。

赔偿请求人受到侵害，应当先向赔偿义务机关提出赔偿要求。如果有两个以上的共同赔偿机关，可以向任何一个赔偿义务机关要求赔偿。

赔偿义务机关在规定的期间内不予赔偿或者赔偿请求人对赔偿数额有异议的，赔偿请求人可以在法定的期间内向赔偿义务机关的上一级机关申请复议。

赔偿请求人对具体行政行为不服，也可以依据《中华人民共和国行政诉讼法》的规定，向人民法院提起行政诉讼。

赔偿请求人要求赔偿，应依法向受理行政赔偿的机关提出。要求赔偿应递交申请书。

知识链接

申请书应包括以下内容：一是受害人的姓名、性别、年龄、工作单位和住所，法人或其他组织的名称、住所和法定代表人或者主要负责人的姓名、职务；二是具体的要求、事实根据和理由；三是申请的年、月、日。

申请赔偿的时效。赔偿请求人请求国家赔偿的时效为两年，即国家机关及其工作人员行使职权时的行为被依法确认为违法之日起两年内，被侵害者有权申请赔偿。

赔偿义务机关应当自收到申请之日起两个月内，依照国家赔偿法的规定给予赔偿。赔偿机关逾期不赔偿或者赔偿请求人对赔偿数额有异议的，赔偿请求人可以自期间届满之日起三个月内向人民法院提起诉讼。

4. 卫生行政赔偿方式

国家赔偿既要赔偿受害人的损失，使各种损失能够得到适时的补偿，又要照顾到国家机关继续工作，以及国家财政所能承受的能力，所以《中华人民共和国国家赔偿法》对赔偿的方式和计算标准根据实际情况，对诸多因素进行综合考虑，作出了切实可行的规定。

赔偿的方式如下。

（1）支付赔偿金　这是国家赔偿的主要方式。支付赔偿金是指由国家根据损害的程度，通过计算和估算，赔偿给受害者以相应价值的金钱。

（2）返还财产　这种赔偿主要适用于财产侵害行为，比如罚款、没收、吊销执照和扣押物品等。

（3）恢复原状　恢复原状是根据损害程度和被害人的请求，尽量恢复到损害发生之前的原来状态。

（4）其他赔偿方式　其他方式包括消除影响、恢复名誉、赔礼道歉等。这种方式适合于由于国家机关的行为而引起的精神损失，比如侵犯公民的姓名权、名誉权、荣誉权、肖像权以及侵犯法人或其他组织的名称权、名誉权、荣誉权等。它不含有经济补偿的内容，而是通过这种赔偿，使受害人在精神上得到安慰和补偿。

根据具体情况，上述几种赔偿方式，可以单独使用，也可以合并使用。

第四节　医疗机构管理法律制度

山东中医药大学附属医院、山东省中医院成立于 1955 年 7 月，现已成为省内规模大、科室设置全、业务水平高、教学实力强的一所集医疗、教学、科研、预防、保健、康复于一体的现代化综合性中医医院。医院是以中医为基础、中西医结合的综合性三级甲等中医院，也是山东省唯一一所省级三级甲等中医医院，是国家食品药品监督管理局新药临床研究基地、国家中医药考试工作基地、国家中医药管理局高血压病中医临床研究基地、山东省中医临床研究基地、山东省中医药继续教育中心，山东省医疗保险定点单位。医院设有 26 个临床一级科室和 18 个二级科室，专病门诊 40 个，医技科室 6 个。有国家中医药管理局"十五"规划重点专科 2 个，国家中医药管理局"十一五"规划重点专科建设单位 4 个，国家教育部重点（培育）学科 1 个，国家中医药管理局重点学科 5 个，山东省卫生厅重点中医专科 4 个。

☆ 通过上述案例，你能描述医疗机构的概念吗？

☆ 医疗机构有哪些分类？

一、医疗机构概述

1. 医疗机构概念和特征

医疗机构，是指以救死扶伤、防病治病、为公民健康服务为宗旨的，依据《医疗机构管理条例》的规定，经登记取得《医疗机构执业许可证》，从事疾病诊断、治疗、教学活动的医院、卫生院、疗养院、门诊部、诊所、卫生所（室）以及急救站等医疗单位。

医疗机构的特征如下。

① 医疗机构的宗旨是救死扶伤、防病治病、为公民健康服务。这是医疗机构的最基本特征，说明医疗机构负有救死扶伤、防病治病、为公民健康服务的法定义务。如果其没有很好地履行自己的义务，将会受到社会的谴责、管理机构的行政处罚甚至法律的制裁。

② 医疗机构的主要活动是疾病诊断、治疗、教学和紧急救护。这是医疗机构的又一个明显特征。在我国，医疗机构主要活动是疾病诊断、治疗、紧急救护。但是，有相当一部分的医疗机构，在其履行救死扶伤、防病治病、为公民健康服务职责的同时，还承担着临床教学、培养教育卫生专业技术人才的任务。

③ 目前医疗机构主要表现为医院、卫生院、疗养院、门诊部、诊所、卫生所（室）、卫生保健院、民族医门诊部、临床检验中心，以及急救站等医疗单位，计划生育技术服务机构也从事部分医疗活动，故其属于医疗机构的一部分。

④ 在我国，医疗机构也是维护国家卫生安全、社会公共卫生安全、应对突发公共卫生事件的机构。也就是说，医疗卫生机构的职责，不是单纯的救死扶伤、防病治病、为公民健康服务，其还担负着维护国家卫生安全、社会公共卫生安全、应对突发公共卫生事件的使命。

2. 医疗机构的分类

医疗机构根据不同的分类标准，可以有不同的分类方式。

（1）按医疗机构的功能分类 根据卫生部颁布的《医疗机构管理条例实施细则》的规定，按医疗机构的功能大致可以分为以下 12 类。

① 冠名为医院的医疗单位：医院、综合医院、中医医院、中西医结合医院、民族医医院、专科医院、康复医院、中心医院等。

② 专门妇幼保健的医院：妇幼保健院。

③ 基层医疗主要单位：中心卫生院、乡（镇）卫生院、街道卫生院。

④ 休养、疗养性质的医疗机构：疗养院。

⑤ 城市社区医疗单位：综合门诊部、专科门诊部、中医门诊部、中西医结合门诊部、民族医门诊部。

⑥ 社区与企业事业单位医疗卫生机构：诊所、中医诊所、民族医诊所、卫生所、医务

室、卫生保健所（站）、卫生站。

⑦ 乡村医疗单位：村卫生室（所）、保健站。

⑧ 紧急救护医疗机构：急救中心、急救站。

⑨ 专门检验机构：临床检验中心。

⑩ 专门性医疗机构：专科疾病防治院、专科疾病防治所、专科疾病防治站。

⑪ 以护理为主的医疗机构：护理院、护理站。

⑫ 其他诊疗机构：随着社会的不断进步和发展，医疗机构的类别将得到进一步地完善和补充。如计划生育技术服务机构、卫生防疫机构、国境卫生检验机构、开展诊疗活动的医学科研机构、开展诊疗活动和教学实践的教学机构、开展医疗美容业务的美容服务机构、军队医疗机构、军队编外医疗卫生机构等。

（2）按医疗机构的性质来分　可分为营利性和非营利性医疗机构。

营利性医疗机构是指医疗服务所得收益可用于投资者经济回报的医疗机构。而非营利性医疗机构是指为社会公众利益服务而设立和运营的医疗机构，不以营利为目的，其收入用于弥补医疗服务成本，实际运营中的收支结余只能用于自身的发展，如改善医院条件、引进技术、开展新的医院服务项目等。

（3）按主要作用来分　可分为预防为主的保健机构、诊疗为中心的医疗机构、康复为中心的疗养机构和急救中心机构四大类。

（4）按医院的任务来分　医院分为三级：一级，直接向一定人口的社区提供相应服务的基层医院；二级，向多个社区提供综合医疗卫生服务并承担一定的教学科研任务的地区医院；三级，向几个地区提供高水平专科性医疗卫生服务和执行高等医学教学科研任务的区域性以上的医院。

一、二、三级医院之间应可建立和完善双向转诊制度和逐级技术指导关系。我国医院共分为三级十等，即一、二级医院各分为甲、乙、丙三等，三级医院分为特、甲、乙、丙四等。医院的分级分等是医院技术质量和医院学术水平的评价依据。等级的评审工作，由部、省和地（市）三级评审委员会按各自规定的评审范围负责实施。

卫生行政部门通过周期性评审和不定期重点检查的形式对医疗机构进行评审，主要评审内容包括对医疗机构的基本标准、服务质量、技术水平、管理水平等进行综合评价，以发现问题、处理问题、促进服务和提高医疗质量。国家对此做了相关规定，国务院《医疗机构管理条例》第四十一条："国家实行医疗机构评审制度，由专家组成的评审委员会按照医疗机构评审办法和评审标准，对医疗机构的执业活动、医疗服务质量等进行综合评价。"评审的方式主要是周期性评审和不定期重点检查。

> **知识链接**
>
> 国务院《医疗机构管理条例》和卫生部《医疗机构管理条例实施细则》对此作出下列规定：①县级以上卫生行政部门负责组织本行政区域医疗机构评审委员会；各级医疗机构评审委员会负责医疗机构评审的具体实施。②医疗机构评审委员会在对医疗机构进行评审时，发现有违反《医疗机构管理条例》及其《实施细则》的情节的，应当及时报告卫生行政部门；医疗机构评审委员会为医疗机构监督员的，可以直接行使监督权。

3. 医疗机构管理法律制度的基本原则

（1）依法设置医疗机构原则　是指设置医疗机构必须依法设置，依法审批、登记，非依法设立的医疗机构不受国家法律保护并应受到国家法律的制裁。我国国务院颁布的《医疗机构管理条例》第九条规定："单位或者个人设置医疗机构，必须经县级以上地方人民政府卫生行政部门审查批准，并取得设置医疗机构批准书，方可向有关部门办理其他手续。"上述可见，单位或者个人设置医疗机构，第一步就是要经审查批准并取得批准书、进行登记，才可执业。否则，就没有资格办理其他手续或者执业，即体现了依法设置医疗机构原则。

（2）依法执业原则　是指已经依法设立的医疗机构，必须按照核准登记的诊疗科目开展诊疗业务、管理药品、施行手术等；必须严格依照《医疗机构管理条例》的规定和职业道德、社会公德的要求执业，否则，将受到法律的追究。对于这一原则，我国国务院《医疗机构管理条例》第四章作出了具体规定。

（3）有关部门认真监督原则　是指负有对医疗机构监督管理职责的卫生行政部门，应当对经批准设立的医疗机构进行检查指导、评估、综合评价，对达不到标准的医疗机构提出处理意见的原则。

二、医疗机构的设立审批

医疗机构不分类别、所有制形式、隶属关系、服务对象，其设置必须符合当地《医疗机构设置规划》。《医疗机构管理条例》对医疗机构的规划布局和设置审批作了具体规定：床位在 100 张以上的综合医院、中医医院、中西医结合医院、民族医医院以及专科医院、疗养院、康复医院、妇幼保健院、急救中心、临床检验中心和专科疾病防治机构的设置审批权限的划分，由省、自治区、直辖市卫生行政部门规定；其他医疗机构的设置，由县级卫生行政部门负责审批。

1. 医疗机构设置的原则

（1）公平性原则　医疗卫生服务必须坚持公平、公正原则，要从当地的医疗供需实际出发，面向城乡，以基层为重点，充分发挥现有医疗资源的作用，适当调控城市医疗机构的发展规模，保证全体居民尤其是广大农民都能公平、公正地享有基本医疗服务。

（2）整体效益原则　医疗机构设置应当符合当地卫生发展总体规划的要求，建立各级各类医疗机构相互协调和有序竞争的医疗服务体系，局部要服从全局，科学合理配置医疗资源，充分发挥医疗服务体系的整体功能和效益，避免诱导以趋利为目的、争夺病人的无序甚至恶性竞争的发生。

（3）可及性原则　各级各类医疗机构服务半径的规划、确定要适宜，交通便利，布局合理，易于群众得到服务。

（4）分级医疗原则　落实医疗机构的功能和职责，建立和完善分级医疗、双向转诊的医疗服务体系，做到常见病、多发病在基层医疗机构诊疗，危重急症和疑难病在城市医院诊疗。

（5）公有制主导原则　坚持非营利性医疗机构为主体、营利性医疗机构为补充，公立医疗机构为主导、非公立医疗机构共同发展的办医原则，鼓励和引导社会资本发展医疗卫生事业，促进非公立医疗卫生机构发展，形成投资主体多元化、投资方式多样化的办医体制。

（6）中西医并重原则　遵循卫生工作的基本方针，中西医并重，保证中医、中西医结合、民族医医疗机构的合理布局及资源配置。

2. 医疗机构的设置申请与审批

医疗机构设置的法律依据有《中华人民共和国执业医师法》；国务院 149 号令发布的《医疗机构管理条例》；卫生部 35 号令发布的《医疗机构管理条例实施细则》。

（1）设置医疗机构的申请

① 审批权限。医疗机构的设置审批实行分级责任制。不设床位的和设置床位不足 100 张的医疗机构，由县级卫生行政部门负责审批；设置床位在 100 张以上 499 张以下的医院、卫生院或 100 张以上 199 张以下床位的中医医院由县级人民政府卫生行政部门初审同意后报地（市）卫生行政部门审批；500 张以上床位的医院或 200 张以上床位的中医医院由地（市）卫生行政部门初审同意后报省人民政府卫生行政部门或省中医管理行政部门审批。

② 申请。申请人的规定：地方各级人民政府设置医疗机构，由政府指定或者任命的拟设医疗机构的筹建负责人申请；法人或者其他组织设置医疗机构，由其代表人申请；个人设置医疗机构，由设置人申请；两人以上合伙设置医疗机构，由合伙人共同申请。

知识链接

有下列情形之一的，不得申请设置医疗机构。
① 不能独立承担民事责任的单位；
② 正在服刑或者不具有完全民事行为能力的个人；
③ 医疗机构在职、因病退职或者停薪留职的医务人员；
④ 发生二级以上医疗事故未满五年的医务人员；
⑤ 因违反有关法律、法规和规章，已被吊销执业证书的医务人员；
⑥ 被吊销《医疗机构执业许可证》的医疗机构法定代表人或者主要负责人；
⑦ 省、自治区、直辖市政府卫生行政部门规定的其他情形；
⑧ 患传染病、精神病的；
⑨ 国有或集体医疗卫生机构的医务人员擅自离职不足 5 年，开除公职不足 7 年的；
⑩ 执业申请人因健康原因不能坚持正常工作的。

申请需提交的资料如下。

a. 设置申请书。

b. 设置可行性研究报告。

c. 选址报告和建筑设计平面图（《医疗机构管理条例》第十条）。

d. 申请人相关资质证明原件复印件。

e. 由两个以上法人或者其他组织共同申请设置医疗机构以及由两人以上合伙申请设置医疗机构的，除以上几条外，还必须提交由各方共同签署的协议书。

（2）医疗机构的审批 《医疗机构管理条例》第十二条规定："县级以上地方人民政府卫生行政部门应当自受理设置申请之日起 30 日内，作出批准或者不批准的书面答复；批准设置的，发给设置医疗机构批准书。"《医疗机构管理条例实施细则》第十一条规定："床位在 100 张以上的综合医院、中医医院、中西医结合医院、民族医医院以及专科医院、疗养院、康复医院、妇幼保健院、急救中心、临床检验中心和专科疾病防治机构的设置审批权限的划分，由省、自治区、直辖市卫生行政部门规定；其他医疗机构的设置，由县级卫生行政部门负责审批。"

知识链接

医疗机构审批不予批准的情形如下。
(1) 不符合当地《医疗机构设置规划》；
(2) 设置人不符合规定的条件；
(3) 不能提供满足投资总额的资信证明；
(4) 投资总额不能满足各项预算开支；
(5) 医疗机构选址不合理；
(6) 污水、污物、粪便处理方案不合理；
(7) 省、自治区、直辖市卫生行政部门规定的其他情形。

三、医疗机构的执业

1. 医疗机构的执业

《医疗机构管理条例》第十五条规定："医疗机构执业，必须进行登记，领取《医疗机构执业许可证》。"第十七条规定："医疗机构的执业登记，由批准其设置的人民政府卫生行政部门办理。"国家统一规划的医疗机构的执业登记，由所在地的省、自治区、直辖市人民政府卫生行政部门办理。机关、企业和事业单位设置的为内部职工服务的门诊部、诊所、卫生所（室）的执业登记，由所在地的县级人民政府卫生行政部门办理。

《医疗机构管理条例》第十九条规定："县级以上地方人民政府卫生行政部门自受理执业登记申请之日起 45 日内，根据本条例和医疗机构基本标准进行审核。审核合格的，予以登记，发给《医疗机构执业许可证》。"

医疗机构改变名称、场所、主要负责人、诊疗科目、床位，必须向原登记机关办理变更登记。

知识链接

《医疗机构执业许可证》申领条件：①有设置医疗机构的批准书；②符合医疗机构的基本标准；③有适合的名称、组织机构和场所；④有与其开展的业务相适应的经费、设施、设备和专业卫生技术人员；⑤有相应的规章制度；⑥能够独立承担民事责任。

2. 医疗机构执业条件和规则

医疗机构执业应当进行登记。《医疗机构管理条例》第二十四条规定："任何单位或者个人，未取得《医疗机构执业许可证》，不得开展诊疗活动。"

《医疗机构管理条例实施细则》第六十四条规定："为内部职工服务的医疗机构未经许可和变更登记不得向社会开放。"第六十五条规定："医疗机构被吊销或者注销执业许可证后，不得继续开展诊疗活动。"

开展诊疗活动的规则如下。（参见《医疗机构管理条例》第二十五条至第三十九条）。

① 遵守有关法律、法规和医疗技术规范。

② 将《医疗机构执业许可证》、诊疗科目、诊疗时间和收费标准悬挂于明显处所。

③ 按照核准登记的诊疗科目开展诊疗活动。

④ 必须按照人民政府或者物价部门的有关规定收取医疗费用，详列细项，并出具收据。

⑤ 不得雇用非卫生技术人员从事医疗卫生技术工作。工作人员上岗工作，必须佩带载

有本人姓名、职务或者职称的标牌。

　⑥ 医疗机构应当加强对医务人员的医德教育。

四、医疗机构的管理

1. 医疗机构监督管理

国务院卫生行政部门负责全国医疗机构的监督管理工作；县级以上的地方人民政府卫生行政部门负责本行政区域内医疗机构的监督管理工作。

其监督管理职权如下。

① 负责医疗机构的设置审批、执业登记和校验。

② 对医疗机构的执业活动进行检查指导。

③ 负责组织对医疗机构的审批。

④ 对违反《医疗机构管理条例》的行为给予处罚。

> **知识链接**
>
> 　各级卫生行政部门对医疗机构的执业活动进行检查指导，内容主要包括：①执行国家有关法律、法规、规章和标准情况；②执行医疗机构内部各项规章制度和各级各类人员岗位责任制情况；③医德医风情况；④服务质量和服务水平情况；⑤执行医疗收费标准情况；⑥组织管理情况；⑦人员任用情况；⑧省、自治区、直辖市卫生行政部门规定的其他检查指导项目。

国家实行医疗机构评审制度，由专家组成评审委员会，按照医疗机构评审标准，对医疗机构的执业活动、医疗服务质量等进行综合评价。医疗机构评审委员会由医院管理、医学教育、医疗、医技、护理和财务等有关专家组成，由县级以上地方人民政府卫生行政部门聘任。

县级以上地方人民行政卫生部门根据评审委员会的评审意见，对达标的医疗机构，发给综合评审合格证书；对未达标的医疗机构提出处理意见。

2. 违反医疗机构管理法规的法律责任

医疗机构管理的法制化，其意义在于将医疗机构的管理纳入法制轨道，取得国家强制力的保障。当医疗机构违反《医疗机构管理条例》及有关管理法规时，医疗机构本身及其主管负责人或直接责任者，就要承担一定的法律责任。

违反医疗机构管理法规的法律责任，从性质上可以分为行政责任、刑事责任和民事责任三类。从适用主体上分为医疗机构的责任、医疗机构负责人的责任和直接责任者个人的责任。行政责任是其中最重要的法律责任。

法律责任的种类如下。

（1）行政责任

未取得《医疗机构执业许可证》擅自执业的，由县级以上地方人民政府卫生行政部门责令其停止执业活动，没收非法所得和药品、器械，并根据情节处以1万元以下的罚款。擅自执业有下列情形之一者，除以上处罚外，应处以3000元以上1万元以下的罚款：①因擅自执业曾受过卫生行政部门处罚；②擅自执业人员为非卫生技术专业人员；③擅自执业时间在3个月以上；④给患者造成伤害；⑤使用假药、劣药蒙骗患者；⑥以行医为名骗取患者钱物；⑦省、自治区、直辖市人民政府卫生行政部门规定的其他情形。

逾期不校验《医疗机构执业许可证》仍从事诊疗活动的，责令其限期补办校验手续；拒不校验的，吊销其《医疗机构执业许可证》。

出卖、转让、出借《医疗机构执业许可证》的，没收非法所得，并可处以 5000 元以下的罚款；情节严重的吊销其《医疗机构执业许可证》。有下列情形之一的，没收其非法所得，处以 3000 元以上 5000 元以下的罚款，并吊销《医疗机构执业许可证》：①出卖《医疗机构执业许可证》；②以赢利为目的转让或出借《医疗机构执业许可证》；③受让方或承借者给患者造成伤害；④转让、出借《医疗机构执业许可证》给非卫生技术专业人员；⑤省、自治区、直辖市卫生行政部门规定的其他情形。

除急诊和急救外，医疗机构的诊疗活动超出登记范围的，予以警告，责令其改正，并可根据情节处以 3000 元以下的罚款；情节严重的，吊销其《医疗机构执业许可证》。《医疗机构管理条例实施细则》规定，有下列情况之一者，处以 3000 元罚款，并吊销《医疗机构执业许可证》：①超出登记的诊疗科目的诊疗活动累计收入在 3000 元以上；②给患者造成伤害；③省卫生行政部门规定的其他情形。

任用非卫生技术人员从事医疗卫生技术工作的，责令其期限改正，并可处以 5000 元以下的罚款；情节严重的，吊销其《医疗机构执业许可证》，有下列情形之一的，处以 3000 元以上 5000 元以下罚款，并可吊销其《医疗机构执业许可证》：①任用两名以上非卫生技术人员从事诊疗活动；②任用的非卫生技术人员给患者造成伤害。同时，医疗机构使用卫生技术人员从事本专业以外的诊疗活动的，按使用非卫生技术人员处理。

出具虚假医学证明文件的，予以警告，并可处以 500 元以下的罚款；对造成危害后果的，可处以 1000 元以下的罚款；对直接责任人员，由所在单位或上级机关给予行政处分。

知识链接

当事人对行政处罚决定不服的，可以依照国家法律法规的规定在接到《行政处罚决定通知书》之日起 15 日内申请行政复议或者提起行政诉讼。当事人对罚款及没收药品、器械的处罚决定，在法定期限内未申请行政复议或者不提起诉讼又不履行的，县以上地方人民政府卫生行政部门可以申请人民法院强制执行。

（2）刑事责任　当医疗机构违反医疗机构管理法规，造成严重后果，而主管负责人或直接责任人有重大过错，构成犯罪时，对主要负责人或直接责任人应追究刑事责任。刑事责任的构成，要求有严重的危害后果，并且只能对主管负责人和直接责任人员适用，医疗机构本身作为一个社会组织，无法承担刑事责任。

（3）民事责任　当医疗机构由于违反医疗机构管理法规的规定，造成其他人和单位一定的财产、人身损失时，应承担民事赔偿责任。

■ 分析与思考

一、案例分析

个体药贩销售劣药案

某市药品监督管理局 2002 年 4 月破获了一起非法兜售过期失效药品的案件，现场查获药品 50 个品种，价值 1.84 万元，并查获更改批号专用打号机、印泥盒各 5 个。经查，个体药贩李某，自 2000 年 3 月以来便开始租用民房专干贩卖过期失效药品的买卖，他从药品集贸市场低价采购老批号或过期失效药品，然后经过更改批号、重换包装，向周边个体诊所、村卫生室兜售。

　　试分析违法行为的性质、处罚依据和处罚办法。

二、问答题

　　1. 我国卫生法律法规的原则是什么？

　　2. 我国卫生法律法规有哪些作用？

　　3. 我国卫生行政执法的方式有哪些？

　　4. 我国卫生行政复议应遵循哪些原则？

　　5. 医疗机构管理法律制度的基本原则有哪些？

　　6. 违反医疗机构管理法规有哪些法律责任？

第三章

护理法律的关系

护理是一种医疗行为，具有专业性和服务性的特点。护理从业人员以其专业化知识和技术为人们提供健康服务，满足人们的健康需要。护理不仅维护和促进个体的健康水平，更面向社区、家庭等，为提高整个人类健康水平发挥应有的作用。护理行为必须在法律法规的调整和约束下进行，才能切实维护和保障护患双方的权利。

第一节 护理法律关系概述

交通事故受害人殷某于 2008 年 5 月 26 日 1 时 35 分许途经惠州惠城区河南岸金山湖市场路段时，与驾驶员钟某驾驶车辆发生碰撞，造成殷某受伤骨折，后随即送入医院治疗。住院期间，驾驶员之配偶李某进行过护理、喂食。2008 年 5 月 27 日 15 时许，受害人在医院突然出现呼吸道堵塞，经抢救无效死亡。后经交警部门委托相关机构鉴定，死者气管腔内被完全堵塞，为完整的饭粒和玉米粒，结论为死者系哽死。同时交警部门出具的《交通事故认定书》，驾驶员承担全部责任。

☆ 患者的生命健康权受到侵害，医院是否应当承担责任？

☆ 是医院承担责任还是护士承担责任？为什么？

一、护理法律关系的概念

法律关系，是法律规范在调整人们行为的过程中所形成的权利和义务关系。护理法律关系是护士在工作过程中形成的多种网络人际关系的总和。护理法律关系，是指由国家制定或认可，并由国家强制力保证实施的，皆在调整和保护在医疗护理活动中为保护公民生命健康所形成的各种社会关系的法律规范的总和。

护理法律关系主要有医患法律关系、护患法律关系及护际法律关系。

1. 医患法律关系

医患关系有狭义和广义两种内涵。狭义的医患关系就是指医生与患者之间为维护和促进健康而建立起来的一种人际关系。广义的医患关系是指以医生为中心的群体与以患者为中心的群体之间为维护和促进健康而建立起来的一种人际关系。所谓"医"，是指为群众提供医疗卫生保健服务的整个群体，包括医生、护士、医技人员、卫生管理人员等。所谓"患"，首先是指来就诊的病人及其相关的人，如家属、亲戚、朋友、监护人、同事或领导等；其次是指未求医的病人，也包括虽然健康但为了预防疾病、促进健康而要求咨询、体检或采取各种预防措施的人。医患法律关系是存在于"医""患"之间的一种法律关系。

良好的医患关系是医疗活动顺利开展的必要基础。从诊断、治疗到预防措施的实现，没有病人的合作是绝难做到的。而病人的合作来自于对医务人员的信任，来自于良好的医患关系。融洽的医患关系会造就良好的心理气氛和情绪反应；良好的医患关系本身是一种治疗的手段，它不仅可以促进病人的康复，而且对医师的心理健康也是必需的。

2. 护患法律关系

护患法律关系指护患双方在进行一系列护理技术活动过程中所建立起来的，以护士拥有相关的护理知识技术为前提的一种帮助性关系。

护患关系是一种工作关系，与其他的人际关系不同。护患关系与人际关系不同，护患关系是护理工作的需要，护士与病人之间的交往是一种职业行为。不管面对何种身份、性别、年龄、职业、素质的病人，不管护士与这些人之间有无相互的人际吸引基础，出于工作的需要，护士都要与病人保持和建立良好的护患关系。因此，要求护士对所有的病人都要一视同仁，设身处地地为病人着想，并真诚地给予帮助，以满足病人的健康需要。

护患关系不完全局限于护士与病人之间，它涉及医疗护理过程中多方位的人际关系。医生、家属、朋友同事等也是护患关系中的重要组成部分。这些关系会从不同的角度、以多方位的互动方式影响护患关系。护患关系是一种短暂性的人际关系，护患关系是病人在接受护理服务过程中存在的一种人际关系，一旦护理服务结束，这种人际关系就会结束。

3. 护际法律关系

护际关系就是护理人员之间的人际交往关系。护际沟通就是护理人员之间的交往与沟通。护际关系分为上下级护际关系、同级护际关系和特殊情况下的护际关系等。护际关系是护士人际关系中一个重要组成部分，护理人员之间关系和谐，可发挥护士的积极性、创造性和主动性，提高护理的工作效率。

二、护理法律关系的特征

1. 护理法律关系的主体是特定的

护理法律关系的主体是医疗机构、护士及其他医疗服务人员、患者或者其他护理服务对象。医疗机构和包括护士在内的医疗服务人员必须依法取得执业资格和执业许可证书。

2. 护理法律关系是一种多方位的人际关系

不同的护理行为形成不同的护理法律关系，因而护理行为又具有广泛性和多样性人际关系，进而需要有不同的法律规范进行调整。如：医护法律关系、护患法律关系及护际法律关系等。

3. 护理法律关系是一种工作关系

是指护患双方在进行一系列护理技术活动过程中所建立起来的，以护士具有相关的护理知识及技术为前提的一种工作关系。

4. 护理法律关系是以健康为目的的专业性、帮助性关系

护理法律关系是以解决病人在患病期间所遇到的生理、社会心理、精神等方面的问题，满足病人需要为目的的一种专业性的人际关系。关系中的所有活动是以专业活动为中心，这种关系中的所有护理法律关系是在护理过程中护士和病人之间产生和发展的一种工作性、专业性、帮助性关系。

5. 护理法律关系是一种短暂的人际关系

护理法律关系是一种短暂性的人际关系。护理法律关系是病人在接受护理服务过程中存在的一种人际关系，一旦护理服务结束，这种人际关系就会结束。

第二节　护理法律关系的构成

　　某病员因低热在亲属陪同下去卫生院就诊，接诊医师通过检查后，认为其发热需要静脉输液，即开处方给予输液处理。2小时后，发现病员气喘、抽搐，病员家属大声呼叫医生、护士，但该医生不在岗位（不到下班时间），另一位医生叫护士拿强心药和急救药品，但药房没人，10分钟以后，病员死亡。

　　这是一起典型的医疗事故，是指医务人员由于严重不负责任，造成就诊人死亡或者严重损害就诊人身体健康的行为。

　　☆ 上述案件中法律关系的主体有哪些？

　　☆ 护理法律关系的客体有哪些？护理法律关系的内容有哪些？

　　护理法律关系包括护理法律关系主体、护理法律关系客体和护理法律关系内容三个要素，缺一不可。

一、护理法律关系的主体

　　法律关系主体是法律关系的参加者，即在法律关系中一定权利的享有者和一定义务的承担者。护理法律关系的要素，是指构成每一个具体的护理法律关系必须具备的因素。

　　法律关系的主体包括医疗机构、医疗机构技术服务人员、护士和患者或者其他护理服务对象。

　　1. 护士

　　护士，是指经执业注册取得护士执业证书，依照护士条例规定从事护理活动，履行保护生命、减轻痛苦、增进健康职责的卫生技术人员。行为人必须是合法医疗机构的合法护理人员。合法医疗机构的合法护理人员，是指经过考核和卫生行政机关批准或承认，取得执业资格的医疗机构的执业护士。

　　2. 医疗机构

　　医疗机构指依照《医疗机构管理条例》和《医疗机构管理条例实施细则》程序设立的以救死扶伤、防病治病、为人民服务为宗旨的，从事疾病诊断、治疗活动的卫生机构的总称。医院、卫生院是我国医疗机构的主要形式，此外，还有疗养院、门诊部、诊所、卫生所（室）以及急救站等，共同构成了我国的医疗机构。依据《医疗机构管理条例》的规定，申请设置医疗机构必须具备严格的条件。医疗机构作为护理法律关系主体之一，医疗机构对外承担医方责任。

> **知识链接**
>
> 　　医疗护理活动中，病人和医疗机构之间实际上形成了一种医疗护理合作关系。因此，在因医疗护理事故发生损害、追究医疗机构民事法律责任时，可以追究医疗机构的违约责任；同时，由于医疗护理事故损害的是公民的人身权，且医疗机构及医务人员对损害的发生存在过错，所以医疗护理事故构成侵权行为，因此，病人及其家属也可以要求医疗机构承担侵权责任。

　　3. 患方

　　关于患者，既包括确有疾病或者已患有疾病而到医疗机构就医的自然人，也包括到医疗机构接受其他服务的自然人，诸如医学美容、整形、变性手术、人工生殖、优生优育、健康检查，以及疗养指导等活动中的患者。一般情况下病人是护理法律关系的主体，但当病人为不完全民事行为能力人、无民事行为能力人、昏迷病人时，病人的法定代理人、家属等也会成为护患法律关系的主体。

二、护理法律关系的客体

护理法律关系的客体是指法律关系主体之间权利和义务指向的对象。护理活动中，各种护理行为是客体。一般法律关系的客体包括物、人身、精神产品、行为结果。护理法律关系客体主要是指生命、身体、健康、隐私、物品、劳动能力、医疗服务等。

1. 生命健康

生命健康权是公民最基本、最重要的权利，是公民享受其他权利的基础。生命健康权包括生命权和健康权两部分，未成年人享有生命安全、身体健康等受法律保护的权利，任何组织和个人都不得非法侵害。

2. 身体

身体权，是指自然人保持其身体组织完整并支配其肢体、器官和其他身体组织并保护自己的身体不受他人违法侵犯的权利。

3. 隐私

隐私权是指公民的私生活安宁与私人兴趣依法受到保护，不被他人非法侵扰、知悉、搜集、利用和公开的一种人格权。患者隐私权主要包括以下几个方面的内容：一是患者的私人信息不被非法知悉、披露和利用的权利，如患者的姓名、住址、工作单位、相关病史、身体缺陷、隐蔽部位特征、生理病理状态以及独特的生活习性等不愿被他人窥视、侵扰的个人信息；二是医护人员在实施检查、诊断、治疗时不应允许其他人旁观；三是医护人员在对患者检查身体时，应按照操作规程和惯例进行，除诊疗必须外，不得要求患者暴露或检查与诊疗无关的身体其他部位。

4. 物品

医疗器械、药品、血液等。

5. 劳动能力

医护工作者由于工作中的失误导致患者工作能力和社会活动能力、生活自理能力的下降或丧失，失去了原工作的能力，严重影响生活自理能力。永久性劳动能力丧失包括完全性丧失和部分性丧失。

6. 医疗服务

医疗服务是医方依约定或医疗治疗之必要而为患者提供医疗技术服务，满足患者权益要求的行为。

三、护理法律关系的内容

法律关系的内容是法律关系的主体依法享有的权利及承担的义务，是法律关系的基础。

《护士条例》第三章规定："护士执业，有按照国家有关规定获取工资报酬、享受福利待遇、参加社会保险的权利。任何单位或者个人不得克扣护士工资，降低或者取消护士福利等待遇。护士执业，有获得与其所从事的护理工作相适应的卫生防护、医疗保健服务的权利。从事直接接触有毒有害物质、有感染传染病危险工作的护士，有依照有关法律、行政法规的规定接受职业健康监护的权利；患职业病的，有依照有关法律、行政法规的规定获得赔偿的权利。护士有按照国家有关规定获得与本人业务能力和学术水平相应的专业技术职务、职称的权利；有参加专业培训、从事学术研究和交流、参加行业协会和专业学术团体的权利。护士有获得疾病诊疗、护理相关信息的权利和其他与履行护理职责相关的权利，可以对医疗卫生机构和卫生主管部门的工作提出意见和建议。护士执业，应当遵守法律、法规、规章和诊疗技术规范的规定。护士在执业活动中，发现患者病情危急，应当立即通知医师；在紧急情况下为抢救垂危患者生命，应当先行实施必要的紧急救护。护士发现医嘱违反法律、法规、规章或者诊疗技术规范规定的，应当及时向开具医嘱的医师提出；必要时，应当向该医师所在科室的负责人或者医疗卫生机构负责医疗服务管理的人员报告。护士应当尊重、关心、爱护患者，保护患者的隐私。护士有义务参与公共卫生和疾病预防控制工作。发生自然灾害、公共卫生事件等严重威胁公众生命健康的突发事件，护士应当服从县级以上人民政府卫生主管部门或者所在医疗卫生机构的安排，参加医疗救护。"

第三节 医护、患双方的权利与义务

2007 年 11 月 21 日下午两点左右，李丽云在其同居者肖志军的陪同下到首都医科大学附属北京朝阳医院京西院区门诊就诊。医方认为，李丽云需进行剖宫产手术，因此要求当时自称是李丽云丈夫的肖志军签署医疗知情同意书进行手术。由于肖志军多次拒绝在手术单上签字，最终导致孕妇及体内胎儿不治身亡。肖志军拒签字致产妇死亡事件发生后，在社会上引起了关于医疗机构在实施必要手术之前是否一定要与患方签订医疗知情同意书的广泛争论。2009 年 7 月 17 日，北京市朝阳区人民法院公开开庭审理了李丽云的父母起诉首都医科大学附属北京朝阳医院案。

☆医护人员的职责和义务有哪些？

☆患者的权利和义务有哪些？

一、医护人员的权利

根据《执业医师法》、《护士管理办法》等有关法律、法规规定，医务人员在诊疗护理过程中享有的权利包括诊疗护理权、证明权、特殊干涉权、医学研究权、发生医疗意外、并发症等法定事由时的免责权、收取医疗费用权和人格尊严得到尊重的权力。

1. 诊疗护理权

指医方在自己注册的执业范围内，对患者享有实施疾病诊断、治疗及护理的权利。诊疗护理权包括：疾病调查权、自主诊断权、医方处方权、强制诊疗权、紧急诊疗权、护理权。

2. 证明权

指对于诊疗结果享有出具医学证明文件的权利，包括出生医学证明、出院证明书、诊断证明书、死亡证明书、伤残证明书、休假证明。

3. 特殊干涉权

指在特殊情况下限制患者的权利以达到完成医疗行为的目的（如"非典"时期的特殊干涉、精神病人行为失控时医方有权对其实施限制）。

4. 医学研究权

医疗行业是一项技术和知识密集的行业，医学上有许多如今人们尚未认识的疾病，需要广大医务人员不断地投入精神和体力来探讨一些复杂疾病的规律性。所以医师和护士在执业活动中，享有从事医学科学研究、进行学术交流、参加专业学术团体的权利。

5. 发生医疗意外、并发症等法定事由时的免责权

根据《医疗事故处理条例》第三十三条的规定，医疗机构在"发生医疗意外、难以避免的并发症、不可抗力、抢救行为、无过错输血、患者原因延误诊治"等六种法定事由造成患者的伤害情况下，免除责任。对这一款我们不难理解，在紧急情况下为抢救患者的生命，医护人员按照诊疗护理操作规范、常规所采取的紧急救治措施造成患者人身损害后果的不属于医疗事故。

6. 收取医疗费用权

医疗机构为患者提供医疗服务，根据我国《民法通则》规定的等价有偿原则和公平原则，有权就其服务向患者收取医疗费用。在患者发生欠费的情况下，医疗机构有权向其追偿。

7. 人格尊严得到尊重的权利

在医患关系存续期间，医务人员的人格尊严不受包括患者及其亲属在内的任何侵犯。即使由于医务人员的过失导致患者的人身权益受到损害，患者及其亲属也不得以医疗事故或医学侵害为由，侵犯医务人员的人格尊严。

二、医护人员的义务

1. 诊疗义务

是指医师根据患者的要约运用医学知识和技术，正确地诊断患者所患的疾病，并施以适当的治疗。

2. 严格法律及技术规范的义务

《中华人民共和国执业医师法》第二十二条明确规定，医师有遵守法律、法规，遵守技术操作规范的义务。《医疗事故处理条例》中医疗事故是指医务人员在医疗过程中违反医疗卫生管理法律、行政法规、部门规章和诊疗护理规范、常规，过失造成患者人身损害的事故。

3. 告知义务

根据《侵权责任法》第五十五条规定，医务人员在诊疗活动中应当向患者说明病情和医疗措施。需要实施手术、特殊检查、特殊治疗的，医务人员应当及时向患者说明医疗风险、替代医疗方案等情况，并取得其书面同意，不宜向患者说明的，应当向患者的近亲属说明，并取得其书面同意。

4. 转诊义务

相关法律规定，当医疗机构现有条件不足以救治患者时，应及时转诊，但应注意，转诊只限在设备或技术条件不能诊治的情况下。必须做到及时转诊，医疗机构只能建议转诊，患者具有自主决定权，对危急病人必须要进行急救处置。

5. 制作、保管病历等义务

根据《中华人民共和国侵权责任法》第六十一条规定："医疗机构及其医务人员应当按照规定填写并妥善保管住院志、医嘱单、检验报告、手术及麻醉记录、病理资料、护理记录、医疗费用等病历资料。患者要求查阅、复制前款规定的病历资料的，医疗机构应当提供。"

6. 保护患者隐私的义务

根据《中华人民共和国侵权责任法》第六十二条规定："医疗机构及其医务人员应当对患者的隐私保密。泄露患者隐私或者未经患者同意公开其病历资料，造成患者损害的，应当承担侵权责任。"

三、患者的权利

1. 生命健康权

《中华人民共和国民法通则》第九十八条规定："公民享有生命健康权。"《最高人民法院关于审理人身损害赔偿案例适用法律若干问题的解释》第一条规定："自然人因生命权、健康权、身体权遭受非法侵害，向人民法院起诉请求赔偿精神损害的，人民法院应当依法予以受理。"

> **知识链接**
>
> 　赔偿权利人是指因侵权行为或者致害直接遭受人身损害的受害者、依法由受害人承担抚养义务的被抚养人以及死亡受害人的近亲属。赔偿义务人是指因自己或者他人的侵权行为以及其他致害原因依法应当承担民事责任的自然人、法人或者其他组织。

2. 身体权

《中华人民共和国民法通则》第一百一十九条规定："侵害公民身体造成伤害的，应当赔偿医疗费、因误工减少的收入、残废者生活补助费等费用；造成死亡的，并应当支付丧葬费、死者生前扶养的人必要的生活费等费用。"

最高人民法院在《关于贯彻执行〈中华人民共和国民法通则〉若干问题的意见（试行）》第一百四十六条规定："侵害他人身体致使其丧失全部或者部分劳动能力的，赔偿生活补助费一般应补足到不低于当地居民基本生活费的标准。"其第一百四十七条规定："侵害他人身体致人死亡或者丧失劳动能力的，依靠受害人实际扶养而又没有其他生活来源的人要求侵害人支付必要生活费的，应当予以支持，其数额根据实际情况确定。"

3. 享受平等医疗权

病人最基本的权利就是有权获得良好的医疗诊治。凡病人不分性别、国籍、民族、信仰、社会地位和病情轻重，都有权受到礼貌周到、耐心细致、合理连续的诊治。

4. 知情同意权

患者有权了解有关诊断、治疗、处置及病情预后等确切内容和结果，并有权要求对此作出通俗易懂的解释。从医疗角度不宜相告的或当时尚未明确诊断的，应向其家属解释。有权决定自己的手术及各种特殊诊治手段，未经病人及家属的理解和同意，医务人员不得私自进行。同时，有权了解各种诊治手段的有关情况，如有何副作用，对健康的影响，可能发生的意外及合并症、预后等。有拒绝治疗的权利。病人在法律允许的范围内（精神病、传染病患者的某些情况属不允许范围）可拒绝治疗，也有权拒绝某些实验性治疗。但医生应说明拒绝治疗的危害。在不违反法律规定的范围内，有权出院，但必须由医院和医生作出对其出院及后果不负任何责任的签字。

> **知识链接**
>
> 　《中华人民共和国消费者权益保护法》第七条规定："消费者在购买使用商品和接受服务时享有人身、财产、安全不受侵犯的权利，消费者有权要求经营者提供的商品和服务符合保障人身财产安全的要求。"第九条规定："消费者享有自主选择商品或服务的权利。消费者有权自主选择提供商品或服务的经营者，自主选择商品的品种或者服务的方式，自主决定购买或者不购买任何一种商品，接受或者不接受任何一项服务，消费者在自主选择商品或者服务时，有权进行比较、鉴别和挑选。"

5. 有要求保密的权利

病人在医疗过程中，对由于医疗需要而提供的个人的各种秘密或隐私，有要求保密的权利；病人有权对接受检查的环境要求具有合理的声、像方面的隐蔽性。由异性医务人员进行某些部位的体检治疗时，有权要求第三者在场；在进行涉及其病案的讨论或会诊时，可要求不让不涉及其医疗的人参加；有权要求其病案只能由直接涉及其治疗或监督病案质量的人阅读。

6. 有参与评估的权利

病人在接受治疗的过程中，对施治单位或个人各个环节的工作有权作出客观、恰如其分的评价，无论由谁支付医疗费用，病人都有权审查他的账单，并有权要求解释各项支出的用途。

7. 有监督维护自己医疗权利实现的权利

病人在享有平等的医疗权的同时，也享有维护这种权利实现的权利，在病人的医疗权利受到侵犯、生命受到威胁而又被拒绝治疗时，病人有权直接提出疑问，寻求解释或通过社会舆论提出批评，要求有关医疗单位或人员改正错误，求得解决。

8. 有查阅及复制病例资料的权利

患者有权复印或复制其门诊病历、住院志、医嘱单、检验报告、手术及麻醉记录、病理资料、护理记录、医疗费用等病历资料。医疗机构应当提供。

9. 有获得赔偿的权利

因医生过失行为导致的医疗差错、事故，患者及其家属有权提出经济补偿要求。包括请求鉴定权、请求调解权、诉权。

四、患者的义务

1. 有如实陈述病情的义务

病人有义务诚实地提供自己的病史、住院史、用药史（包括药物的副作用），不说谎话，不要隐瞒有关信息，否则会影响病人疾病的治疗。

2. 有配合检查治疗的义务

病人有义务遵照医生为自己所采取的治疗措施和检查安排计划；遵照医护人员执行医疗计划和规章制度时的嘱咐；还有义务遵守约定，如果不能遵约，则要报告给主管医生或有关人员。

3. 有尊重医务人员的劳动及人格尊严的义务

医护人员在工作中如果出现失误，患者及家属可以按正常途径提出或上诉，但决不允许出现患者打骂医护工作者、侵犯其人身安全的行为。

4. 有遵守医疗机构规章制度的义务

病人要协助医院控制和减少噪声、保持清洁安静、不吸烟、减少探亲来访人员等；有义务遵守医院的规章制度。

5. 有不影响他人治疗，不将疾病传染给他人的义务

医患之间、患者之间都应相互尊重。不应轻视医务人员及其他病人，要尊重他们的人格，更不能打骂、侮辱医务人员。

6. 有接受强制性治疗的义务

在某些情况下（急危病人、戒毒、传染病、精神病等），基于对社会公共利益的考量和卫生事业管理的需要，依法对某些患者必须实施强制性隔离、住院、治疗等强制医疗行为，并使其接受治疗，无需征得患者本人或其近亲属同意。

《中华人民共和国传染病防治法》第十二条规定："在中华人民共和国领域内的一切单位和个人，必须接受疾病预防控制机构、医疗机构有关传染病的调查、检验、采集样本、隔离治疗等预防、控制措施，如实提供有关情况……"这就要求：第一、中华人民共和国领域内的一切单位和个人有配合的义务，必须接受相关机构有关传染病的预防、控制措施，如实提供有关情况。第二，对严重精神障碍者的强制治疗。对此既无需征得严重精神障碍者本人同意，也无需其监护人同意，但应进行告知。我国目前尚没有明确规定关于对严重精神障碍者进行强制治疗的专门性法律法规，因此有必要进一步完善关于严重精神障碍者的认定标准、程序和治疗等方面的立法。第三，对吸毒者的强制戒毒治疗。对吸毒者进行强制治疗无需经本人或其近亲属同意，但应及时进行告知。1995年国务院公布的《强制戒毒办法》第五条规定："对需要送入强制戒毒所的吸食、注射毒品成瘾人员（以下简称戒毒人员）实施强制戒毒，由县级人民政府公安机关决定。强制戒毒决定书应当于戒毒人员入所前交给本人。强制戒毒决定应当自作出决定之日起3日内通知戒毒人员的家属、所在单位和户口所在地公安派出所。"

7. 有支付医疗费和其他费用的义务

医疗费用包含挂号费、检查费、化验费、手术费、治疗费、住院费用和药费等费用。这是医院正常医疗秩序得以维护的必要保证。病人不论以何种方式支付医疗费，都有责任按时按数交付，或督促单位前往医院交付，不能把经济负担转嫁给医院。

8. 有病愈后及时出院的义务

医院的床位和医疗资源有限，只有及时周转才能保证广大患者对医疗的需求，因而患者病愈后应及时出院。

9. 有协助医院进行随访工作的义务

有些病人出院后，还要继续跟踪随访观察治疗效果，这是医院对病人负责的表现，病人有义务配合随访。

10. 有支持医疗科学发展的义务

患者有义务用自己的实际行动支持医疗护理工作的发展，如新药、新技术的使用，以及死后捐献遗体或部分器官组织。

第四节　护理与法的关系

产妇薛某怀孕时因胎位不正（臀位），提前住进医院待产。一天主治医生查房后，几个医学院的见习护士涌入病房，围在床前。薛某当场要求这些见习生回避，让她们去叫带教老师，但被她们拒绝并说已和带教老师打过招呼，还说是为了完成老师留下的见习任务来给薛某查体的。她们一边询问情况一边在薛某隆起的肚皮上触摸。当时天气比较寒冷，还要下半身毫无遮掩地面对这些护士，加听说必须剖腹产，薛某感到即羞愧又恐惧。只好闭紧双眼，任由那十几双手来回折腾。事后薛某觉得这件事对她不公平，医院应该给个说法。

☆本案例带教老师及护士是否触及了法律问题？

☆如何定论和防范？

一、法的概念

论述详见第一章。

二、护理的概念

自从有了人类，便有了护理活动的萌芽。护理一词是由拉丁文"Nutricius"演绎而来，原为抚育、扶助、保护、照顾残疾、照顾幼小等涵义。对护理的定义，由于历史背景、社会发展、环境和文化以及教育等因素的不同，人们有不同的解释和说明。纵观护理发展历史，其概念和内涵随着其理论研究和临床实践的发展，逐步从简单的"照料、照顾"向纵深方向拓展和延伸。

> **知识链接**
>
> 以下为在不同历史阶段的一些代表性的护理定义。
>
> 1943 年，修女欧丽维娅（Sister Olivia）认为护理是一种艺术和科学的结合，包括照顾病人的一切，增进其智力、精神、身体的健康。
>
> 1957 年，以库鲁特（Kreuter）为代表的护理定义是：护理是对病人加以保护和教导，以满足病人不能自我照料的基本需要。使病人舒适是其重要的一点。20 世纪 60 年代，道诺思·约翰逊（Dorothy Johnson）则认为护理是：某些人在某种应激或压力下，不能达到自己的需要，护士给他提供技术需求，解除其应激以恢复原有的内在平衡。
>
> 1966 年，弗吉尼亚·亨德森（Virginia Henderson）认为：护理是帮助健康人或病人进行保持健康和恢复健康（或在临死前得到安宁）的活动，直到病人或健康人能独立照顾自己。
>
> 1970 年，玛莎·罗格（Martha Roger）提出：护理是协助人们达到其最佳的健康潜能状态。护理的服务对象是所有的人，只要是有人的场所，就有护理服务。
>
> 1973 年，国际护士会（International Council of Nurses，ICN）的定义是：护理是帮助健康的人或患病的人保持或恢复健康，或者平静地死去。
>
> 同年，美国护士协会（American Nurses' Association）提出的定义是：护理实践是直接服务并适应个人、家庭、社会在健康或疾病时的需要。
>
> 1980 年美国护士协会又将护理学定义为：护理学是诊断和处理人类对存在的或潜在的健康问题所产生的反应的科学。
>
> 1986 年，我国在南京召开全国首次护理工作会议，卫生部顾英奇副部长在发言中指出："护理工作除配合医疗执行医嘱外，更多、更主要的是对病人的全面照顾，促进其身心恢复健康"。

1993 年，我国卫生部颁布的《护士管理办法》中规定了护士作为护理专业技术人员，在执业中"应当正确执行医嘱，观察病人的身心状况，对病人进行科学的护理"，同时，"护士有承担预防保健工作、宣传防病治病知识、进行康复指导、开展健康教育、提供卫生咨询的义务"。

1. 护理的对象及目标

从不同时期、不同国家以不同方式阐述的护理概念和护士工作内涵中可以看到护理的对象、任务和目标发生了深刻的变化，即：护理的对象不再仅限于病人，而是扩展到处于疾病边缘的人以及健康的人；护理工作的着眼点是人而不仅仅是疾病，其任务除完成治疗疾病的各项任务外，还担负着心理、社会保健任务；护理的目标除了谋求纠正人生理上的变异外，还要致力于人的心理社会状态的完满与平衡。护理的目标是在尊重人的需要和权利的基础上，提高人的生命质量，它通过"促进健康，预防疾病，恢复健康，减轻痛苦"来体现。不仅是维护和促进个体健康水平，更重要的是面向家庭、社区，为提高整个人类健康水平发挥应有的作用。

2. 护理的基本属性

护理的基本属性是医疗活动，但它具有专业性、服务性的特点，并以其专业化知识和技术为人们提供健康服务，满足人们的健康需要。

三、护理与法的关系

护理工作是医疗服务的重要组成部分。在病人从入院到出院或死亡的全过程中，护理工作的每一个环节均有可能涉及各种各样的法律问题。医院的各级职责、各种规章制度、各种护理技术操作、消毒隔离、护理文书以及对病人的服务态度分别与我国《消费者权益保护法》、《刑法》、《护士管理办法》、《消毒隔离办法》等有密切的关系。因此，护理人员要学法、懂法、守法并将法规知识融于实际工作中，更好地指导护理工作，进一步推动护理事业的健康发展。

1. 使护理管理法制化，保障护理安全，提高护理质量

护理法的实施，使护理法制化，从而保证了护理工作的稳定性及连续性，防止护理差错事故的发生，保证了护理工作的安全及护理质量的提高。

2. 促进护理教育及护理学科的发展

护理法集中最先进的法律思想及护理观念，为护理专业人才的培养和护理活动的开展制定了法制化的规范及标准，使护理工作中有时难以分辨的正确与错误、合法与非法等，在法律的规范下得到统一。促进了护理专业向现代化、专业化、科学化、标准化的方向发展。

3. 促进护理人员不断更新知识和接受培训

护理法规定的护士资格、注册、执业范围等，是不可变更的，以法律的手段促进护理人员不断学习和更新知识，从而促进护理专业的整体发展。

4. 明确了护士的基本权益，使护士的执业权益受到法律的保护

通过护理立法，护理人员的地位、作用和职责范围有了明确的法律依据，使护理人员在从事正常护理工作、履行自己的法定职责等方面最大限度地受到法律的保护，增强了护理人员对护理专业崇高的使命感和安全感。

5. 有利于维护病人及所有服务对象的正当权益

对于不合格或违反护理标准的行为，病人可根据护理法追究护理人员的法律责任，从而最大限度地保护了病人及所有服务对象的合法权利。

■ 分析与思考

一、案例分析

8 月 21 日凌晨，某县人民医院妇产科婴儿室护士李某值大夜班，负责护理 24 名新生儿。6 时 20 分，李某发现自己的表停了，便去产科检查室找助产士徐某对表，并斜躺在产妇检查床上与徐某闲谈。6 时 40 分，病房护士朱某来到产房时，发现婴儿室外水池上有老鼠活动，便告诉李某。李某马上回到婴室巡视一遍，没有发现老鼠的踪迹，便又去产科与徐某闲谈。7 时 5 分，徐某到婴儿室找钢笔，先后发现 117 床、103 床和 113 床 3 名男女婴儿的头部、面部均有血迹和老鼠齿痕，便急忙跑到产房门口叫李某。当时正在工作的李某不知徐叫她是什么事，待她将 13 名婴儿全部收回婴儿室后，即与徐某一起给被咬伤的 3 名婴儿清理伤口、止血。7 时 35 分，医生何某来到婴儿室查房发现后，当即给 3 名婴儿诊治，并向李某交代说："保护好伤口，压迫止血，看好婴儿"。7 时 40 分，李某到配乳室刷洗奶瓶，填写交班日记。7 时 55 分，妇产科主任胡某、医生何某来婴儿室查看婴儿时，何某又发现 128 床婴儿被咬伤，伤情严重。胡某随即叫何某去院部报告，院领导立即组织有关科室医生对 4 名受伤婴儿进行抢救。

根据现场情况分析，4 名婴儿被咬伤，正是发生在李某两次离开婴儿室的时间内。其中 128 床男婴右上腭至鼻窝处几乎咬穿，上下牙床被咬烂，舌唇多处被咬伤，因流血过多，经抢救无效，于当天 22 时死亡。此外还有一男一女两名婴儿先后于 10 天内死亡。

据调查：该医院因老鼠肆虐酿成事故已不是一次，但该院领导对此没有引起足够重视，也未采取有效的防范措施。妇产科婴儿室内早有老鼠活动，并有吃胎盘的情况，该科虽采取了药鼠措施，但没有奏效。8 月 26 日，有一位受伤婴儿的祖母来探视时，亲眼看见从窗户跳进一只大老鼠，将其打死后一量，头尾竟有 37cm 长。

处理结果：检察机关经过立案侦查，认为值班护士李某的行为已触犯了刑律，构成了玩忽职守罪，遂向人民法院起诉。同时，县里有关部门经过调查后，也对该院有关领导人员分别给予行政处分。

问题：护士李某的行为是否构成违法？若是违法，属于哪种性质的违法？合法的处理方法是什么？

二、问答题

1. 护理法律关系的构成要件有哪些？
2. 医护、患双方的权利与义务有哪些？

第四章

护 理 立 法

护理立法是国家、地方以及专业性团体等相关部门为了推进护理管理和护理工作的专门化和法制化，保证国家对护理工作的有效管理，促进护理活动本身有法可依，减少和防止护理差错，保证护理工作安全以及提高护理质量而制定法令、法规和规范性文件的过程。

第一节　护理立法概述

为了促进护理事业的发展，提高医疗护理质量，保证护理向专业化的方向发展，许多国家纷纷颁布了适合本国政治、经济、文化及护理特点的护理法规。世界卫生组织 1984 年的调查报告显示，欧美 18 国、西太平洋地区 12 国、中东 20 国、东南亚 10 国及非洲 16 国，都已制定了相应的护理法规。

值得借鉴的是，美国护士学会 1950 年通过了《护士守则》，并经 1976 年及 1985 年两次修订。《护士守则》全面地对护士提出了以下十一项要求。

① 护士在提供服务时应尊重其个人的尊严及独特性，不受服务对象社会、经济地位、个人特征或健康问题的限制。

② 护士要捍卫病人的隐私权，并谨慎地保证那些具有保密性质的信息不被泄露。

③ 由于任何人的不称职、不道德或非法行为危及健康服务及安全时，护士应挺身而出，捍卫服务对象及公众的利益。

④ 护士对个人的护理判断及行为有义不容辞的责任。

⑤ 护士必须胜任护理工作。

⑥ 护士必须采用知情判断，并在邀请咨询、接受任务，或委托护理活动时，根据个人的能力及资格，量力而行。

⑦ 护士应为积累及发展护理专业的知识体系作出贡献。

⑧ 护士要为实现实施及提高护理质量而奋斗。

⑨ 护士要为护理专业创造一个有利于提高护理质量的就业环境而奋斗。

⑩ 护士要为保持护理专业的完美而奋斗，不使公众受错误信息及宣传的蒙蔽。

⑪ 护士应与其他卫生专业工作人员及公众一起为满足本地区及整个国家的公众健康需要而奋斗。

一、护理立法的意义

护理法是关于护理教育和护理服务的法律。包括国家立法机关颁布的护理法规，也包括地方政府的有关法令。护理法制定受国家宪法制约。制定护理法时必须首先确定护理立法的目标，明确立法的意义。护理立法的意义包括以下几点。

1. 明确护士的基本权益，使护士的执业权益受到法律的保护

通过护理立法，使护理人员的地位、作用和职责范围有明确的法律依据，使护理人员在行使正常护理工作的权利、履行自己法定职责、义务时，可最大限度地受到法律的保护、国家的支持、人民的尊重，任何人都不可随意侵犯和剥夺。从而增强护理人员对护理职业崇高的使命感和安全感。

2. 促使护理教育和护理服务逐步向规范化、法制化、科学化的方向发展

护理法集中了先进的法律思想及护理观，为护理人才的培养和护理活动的展开制定了一系列法制化的规范及标准。这些标准的颁布实施，使护理工作中有时难以分辨的正确与错误、合法与非法等，在法律的规范下得到统一。促使护理教育与护理服务逐步纳入标准化、法制化、科学化的轨道，使护理质量得到可靠的保证。

3. 促进护理人员不断学习和接受培训

护理法规的护士资格、注册、执业范围等，是不可变更的，护理法规能够以法律的手段促进护理人员不断学习和更新知识，从而促进护理专业的整体发展。我国 1994 年 1 月 1 日颁布的《中华人民共和国护士管理办法》规定，凡护士取得《中华人民共和国护士执业证书》后每两年必须按本条款进行注册，还规定每年必须取得一定的继续教育学分才给予注册；中断注册五年以上者，必须按省卫生厅等有关行政部门的规定参加临床实践三个月，并向注册机关提交有关证明方可再次注册。这就从法律、制度上保证了护理人员必须不断接受继续护理学教育的权利与义务，使其在知识和技能上持续不断地获得学习和提高，对于护理质量的保证、护理专业的发展具有深远意义。

4. 有利于维护病人以及所有服务对象的正当权益

对于不合格或违反护理准则的行为，病人可根据护理法追究护理人员的法律责任，从而最大限度地保护了病人及所有服务对象的合法权利。

二、护理立法的原则

1. 宪法是护理立法的最高守则

宪法是国家的根本大法，在法律方面，它有至高无上的权威，护理法的制定必须在国家宪法的总则下进行，而不允许有任何与其相抵之处。护理法不能与其他任何上位法有冲突。

2. 符合本国护理实际的原则

护理法的制定，一方面要借鉴和吸收发达国家的护理立法经验，确立一些先进目标；另一方面，也要从本国的文化背景、经济水准和政治制度出发，兼顾全国不同地区的护理教育发展水平和护理服务实际，确立更加切实可行的条款。假若脱离本国实际，势必难以实施，不仅失去其先进性和科学性，且无生命力。

3. 反映现代护理观的原则

近几十年来，护理学从护理教育到护理服务，从护理道德到护理行为，从护理诊断到护理计划的实施、评估乃至护理咨询、护理管理等已形成较为完整的理论体系。只有经过正规培训且检验合格的护理人员才有资格从事实际护理服务工作。护理法应能反映护理专业的这种垄断性、技术性和义务性特点，以增强护理人员的责任感，提高社会效益的合法性。

4. 显示法律特征的原则

护理法与其他法律一样，应具有权威性、强制性的特征，故制定的条款措词必须准确精辟、科学而又通俗易懂。

5. 维护社会护理活动的原则

护理的发展必须与社会发展相适应，社会发展和社会需要是护理产生发展的物质基础和动力；科学技术对护理发展具有双重影响；适应社会发展的客观要求，护理呈现出社会化的发展趋势。

6. 国际化趋势的原则

当今世界，科学、文化、经济的飞速发展势必导致法制上的共性，一国法律已不可能在本国法律中孤立的长期存在。所以，制定护理法必须站在世界法治文明的高峰，注意国际化趋势，使各条款尽量同国际上的要求相适应。如随着护理服务范围的扩大，社区初期卫生保健护士日益增多，需对护士的种类、职责范围赋予新的规定；随着现代科学技术的飞速发展，出现了许多与护理相关的潜在性法律问题，也需要从护理法中找到解决的依据等。

三、护理立法的程序

护理立法从酝酿到颁布实施都要经过一个严格的立法程序，一般分下列五个步骤。

1. 依法建立起草委员会

护理法起草委员会是由国家或卫生主管部门负责组建并通过指派、宣布、授权而具有立法权的职能机构。护理立法起草委员会的成员一般由护理专家、卫生行政管理人员、司法工作者组成，一般为非常设机构。其成员具有高素质、高资历和高度代表性，是唯一具备护理法条文解释权的法定代表。

2. 确定护理立法目标

护理起草委员会成立后的第一使命，是确定护理法立法的目标，即明确护理法条文应该涉及的范围，其内容应以符合本国现状，又尽可能与国际惯例相适应为基本准则。

3. 起草法律文件

起草过程一般按照集体讨论拟定与分工起草相结合的办法进行。汇总草案初稿后，提交相关的组织或会议审议后方能定为"试行草案"。

4. 审议和通过

护理法规草案的审议一般分两种渠道进行，即按法律草案部分和具体教育培训及服务实践法规部分分别审议。前者的审议，在我国一般要经过地方乃至全国人民代表大会举手通过，后者一般由政府主管部门审批同意。通过后的法律草案全文即可由政府颁布试行。

5. 评价、修订与重订

护理法的实施大多分为试行或正式施行两个阶段。试行期一般为 2～3 年，在试行期结束前，国家授权起草委员会通过全面收集试行过程中所反映的意见，作进一步修订，再提交立法机构和政府主管部门审议通过或批准，最后由政府宣布施行。

护理法的重订，一般是在正式施行若干年后，根据国家经济文化的状况而定。

第二节　护理立法的现状

护理立法始于 20 世纪初。1919 年英国率先颁布了本国的护理法——《英国护理法》。1921 年荷兰颁布了护理法。1947 年国际护士委员会发表了一系列有关护理立法的专著。1953 年世界卫生组织发表了第一份有关护理立法的研究报告。1968 年国际护士委员会特别成立了一个专家委员会，制定了护理立法史上划时代的文件——《系统制定护理法规的参考指导大纲》，为各国护理法必须涉及的内容提供了权威性的指导。

一、世界各地护理立法的情况

世界上第一个实施护士注册法的国家是新西兰，新西兰在 1901 年 9 月 12 日颁布了护士注册条例。北卡罗来纳州在 1903 年颁布了《护士执业法》，是美国第一个颁布注册法的州。

英国于 1919 年率先颁布了《英国护理法》。荷兰紧随着于 1921 年颁布了护理法。随后芬兰、意大利、加拿大、波兰等国也相继颁布了护理法。在以后的五十多年里，许多国家纷纷颁布了各自国家的护理法。

中国香港地区 1931 年颁布《护士注册条例》、《护士（注册及纪律处分程序）规例》和《登记护士（登记及纪律处分程序）规例》。1936 年中国台湾公布《护理人员管理规则》。

1947 年，国际护士委员会发表了一系列有关护理立法的专著。1948 年，日本颁布了《护士、助产士、保健士法》。1953 年，国际护士协会制定了《国际护士学会护士守则》，并分别于 1965 年和 1973 年修订，一直沿用至今。

1968 年，国际护士委员会特别成立了护理立法委员会，并制定了护士立法史上划时代的文件——《系统制定护理法规的参考指导大纲》，为各国制定护理法所涉及的内容提供了权威性的指导。

世界卫生组织 1984 年的调查显示，欧美 18 国、西太平洋地区 12 国、中东 20 国、东南亚 10 国及非洲 16 国都已制定了相应的护理法规。

2001 年美国护士学会通过了一项《护士权利法案》，规定护士在任何情况下都可以以个人或者集体的身份就他们的雇佣条件进行谈判，在一个对他们及其病人均为安全的环境里工作等七项权利。

根据世界卫生组织 2000 年对 121 个国家的调查资料，78 个国家制定了护士法、护理人员法或护理法。

二、我国与护理相关的法律法规

护理法是指由国家制定的，用以规范护理活动（如护理教育、护士注册和护理服务）及调整这些活动而产生的各种社会关系的法律规范的总称。我国与护理管理相关的法律、法规和政策有以下几项。

1. 《中华人民共和国护士管理办法》

卫生部于 1993 年 3 月 26 日颁布《中华人民共和国护士管理办法》。这一部门规章明确规定了我国实行护士执业资格考试制度和护士执业注册登记制度，这两个制度作为世界各国都采用的护理管理标准，是进行护士管理的成功经验。同时，《护士管理办法》还对护士执业规则、罚则做出了规定、是我国第一部关于护士资格的管理规章。

2. 《医疗机构管理条例》

中华人民共和国国务院令第 149 号颁布，1994 年 9 月 1 日起施行。它明确规定了我国医疗机构管理的基本内容、医疗机构必须遵守的规范，以及违反有关规定的法律责任。

3. 《医疗事故处理条例》

2002 年 4 月 14 日第 351 号国务院令公布 2002 年 9 月 1 日起实施的《医疗事故处理条例》。医疗事故是指医疗机构及其医务人员在医疗活动中，违反医疗卫生管理法律、行政法规、部门规章和诊疗规范常规，过失造成病人人身损害的事故。详细规定了医疗纠纷的解决途径以及医疗事故的定义、鉴定和赔偿。这使医务人员的责任更加重大，医院日益重视增强所有工作人员的法律意识当然也包括对学习护士的管理。

4. 《医疗废物处理条例》、《病原微生物实验室安全管理条例》

为了使医院感染管理上升到法律阶段，我国已有多部关于加强防止医院感染的法律法规。国务院第十次常务会议通过《医疗废物管理条例》、《病原微生物实验室安全管理条例》

等，于 2003 年 6 月 16 日起实行。

5.《医院感染管理规范（试行）》等操作类规范

2000 年 11 月 20 日，卫生部 431 号文件颁布。该文件明确了医院感染管理组织与职责，确定了医院感染知识培训的具体要求、医院感染监测的内容和要求、门诊、急诊等各重点科室部门的医院感染管理要求，明确了医疗污染的处理方法。如卫生部发布的《医院感染管理规范（试行）》、《消毒管理办法》、《消毒技术规范》、《医务人员艾滋病病毒职业暴露防护工作指导原则》和《医疗机构口腔诊疗器械消毒技术操作规范》、《内镜清洗消毒技术操作规范》等。

6.《中华人民共和国献血法》、《医疗机构临床用血管理办法》（试行）

医疗机构的医务人员违反献血法规定，将不符合国家规定标准的血液用于患者的，责令改正；给患者健康造成损害的，对直接负责的主管人员和其他直接责任人员，依法给予行政处分。临床输血是医生、护士及其他医疗技术人员共同完成的一项治疗任务。护士是输血治疗过程的具体执行者，对保障安全输血起着至关重要的作用。护士具有良好的职业素质，丰富的输血知识，就可以有效地减少输血意外事故的发生。所以医疗机构及医护人员必须严格执行《临床输血技术规范》。严格掌握输血适应证，正确应用成熟的临床输血技术和血液保护技术。

7.《中华人民共和国传染病防治法》

传染病护理除了普通病人的护理措施外，还涉及消毒隔离、预防交叉感染、疾病上报及对传染病病人隐私保护等方面的工作。护士工作者要了解相关法律、法规，认真履行自己的职责，避免相关问题的发生。全国人民代表大会通过的《中华人民共和国传染病防治法》对此作了详细规定。

8.《护士条例》

卫生部于 2008 年 5 月 4 日通过并发布《护士执业注册管理办法》，与《护士条例》同一天生效施行。其中第一条明确说明本办法根据《护士条例》制定，对护士执业注册的管理部门、申请条件、申请提供的材料、有关卫生行政部门办理注册申请的时限及事项等都做出了规定。《护士条例》的公布施行填补了我国护士立法空白，对于保障护士合法权益、强化医疗卫生机构管理职责、规范护士行为、促进护理事业发展具有重要意义。《护士条例》共六章三十五条。包括：总则、执业注册、权利和义务、医疗卫生机构的职责、法律责任、附则。《护士条例》第二条规定，护士是指经执业注册取得护士执业证书，依照本条例规定从事护理活动，履行保护生命、减轻痛苦、增进健康职责的卫生技术人员。

9.《中华人民共和国行政法》

行政法律责任是指违反了行政法律规范而应当依法承担的行政法律后果。行政法律责任的类别主要有：责令停止违法行为，警告，罚款，暂扣或吊销执照、经营许可证等。护士违反《护士条例》、《医疗事故处理条例》等行政法规规定的，依法应当承担相应的行政法律责任。

《护士条例》第三十一条规定，护士在执业活动中有下列情形之一的，由县级以上地方人民政府卫生主管部门依据职责分工责令改正，给予警告；情节严重的，暂停其 6 个月以上 1 年以下执业活动，直至由原发证部门吊销其护士执业证书：（一）发现患者病情危急未立即通知医师的；（二）发现医嘱违反法律、法规、规章或者诊疗技术规范的规定，未依照本条例第十七条的规定提出或者报告的；（三）泄露患者隐私的；（四）发生自然灾害、公共卫生事件等严重威胁公众生命健康的突发事件，不服从安排参加医疗救护的。护士在执业活动中造成医疗事故的，依照医疗事故处理的有关规定承担法律责任。第三十二条规定，护士被吊销执业证书的，自执业证书被吊销之日起 2 年内不得申请执业注册。

> **知识链接**
>
> 《医疗事故处理条例》第五十五条规定，医疗机构发生医疗事故的，由卫生行政部门根据医疗事故等级和情节，给予警告；情节严重的，责令限期停业整顿直至由原发证部门吊销执业许可证，对负有责任的医务人员依照刑法关于医疗事故罪的规定，依法追究刑事责任；尚不够刑事处罚的，依法给予行政处分或者纪律处分。护士在执业过程中，因过失造成医疗事故尚未构成犯罪的，依照《医疗事故处理条例》承担相应的行政法律责任。

10. 《中华人民共和国民法》

民事案件多以经济赔偿为主，民法的调整对象是指民法所调整的各种社会关系平等主体之间的财产关系和人身关系。护士在执业过程中，因违反民事责任的法律法规造成患者人身伤害或者财产损失的，应当承担民事法律责任。如，《护士条例》规定护士应当尊重、关心和爱护患者，保护患者的隐私。护士在执业过程中不尊重患者或者泄露患者的隐私，造成严重后果的，应当对患者承担赔偿责任、消除影响等民事法律责任。

11. 《中华人民共和国刑法》

《护士条例》第二十七条规定，卫生主管部门的工作人员未依照本条例规定履行职责，在护士监督管理工作中滥用职权、徇私舞弊，或者有其他失职、渎职行为的，依法给予处分；构成犯罪的，依法追究刑事责任。

我国新修订的《中华人民共和国刑法》第三百三十五条新增设了一个新的罪名——医疗事故罪；随后颁布的新的《医疗事故处理条例》第五十五条中规定："医疗机构发生医疗事故，由卫生行政部门根据医疗事故等级和情节，给予警告；情节严重的责令限期停业整顿直至由原发证部门吊销执业许可证，对负有责任的医务人员依照刑法关于医疗事故罪的规定，依法追究刑事责任。"

12. 《中华人民共和国侵权责任法》

《中华人民共和国侵权责任法》已由中华人民共和国第十一届全国人民代表大会常务委员会第十二次会议于 2009 年 12 月 26 日通过，自 2010 年 7 月 1 日起施行。

《中华人民共和国侵权责任法》第七章医疗损害责任共计十一条，是在我国历史上第一次对医疗损害赔偿责任设立专章进行规范，尽管这一章的条款不是很多，但实际指导意义是很大的。作为医务工作者要更好、更全面、更深入地学习和领会其立法的精神实质，才能在今后的临床活动中，有效地维护医患双方的合法权益，促进医学顺利发展。

三、我国护理领域存在的问题

护理工作作为医疗卫生工作的重要组成部分，在保障患者生命安全、促进康复和减轻痛苦等方面担负着重要的责任。护理工作质量、专业技术水平直接关系到医疗安全和医疗服务质量，护理系统的运行状况直接影响到医疗工作效率乃至关系到患者的生命安危，关系到人民群众对医疗卫生服务的满意程度和构建和谐医患关系的目标实现。改革开放以来，特别是近些年来，我国护理事业发展成绩显著，护士队伍不断发展壮大，护理队伍素质明显提高。但是随着社会的快速发展，我国护理工作也存在一些矛盾和问题，存在的主要问题如下。

1. 护理人力资源配置不足，结构不合理

近年来，随着人民群众就医需求层次的提高及临床新业务、新技术的开展，医疗机构规模扩展很快，而护理队伍的规模并未与之相应增加。一些医院护理人员数量未能与床位数同步增长。护理人员总量不足，护士严重缺编，工作定位不准，使我国护理人员日常工作劳动强度大，很少有时间和病人沟通交流。我国还存在护士使用不合理问题，有相当一部分护理人员在行政、后勤、医技等部门工作，在编而不在护理岗位，这个问题在医疗机构不同程度存在。护理人员不足、使用不当而导致目前护士超负荷工作现象已成为影响护理工作质量的主要原因之一，同时也成为制约我国护理队伍建设和专业发展的瓶颈。

同时，护理队伍学历、年龄、职称结构不合理的问题突出。据 2006 年年底资料统计，在我国护理人员中，中专学历的护士仍然占护理队伍的主体，达 59.7%；护理人员年龄偏大，护龄在 20 年以上的人员占 40%；初级职称占 74%，高级职称仅占 1.4%，而且大部分医院不能按照"能级对应"的原则分级使用护理人员。此外，高学历、高素质的护理人员主要集中在大医院、城市医院，基层医院的护理人员学历层次、专业水平普遍较低。护理队伍整体素质偏低的现状与患者护理服务需求、诊疗技术发展存在较大差距，护理队伍的职业素养、业务素质、技术水平和创新能力需要有新的提高。

2. 护理教育需要进一步发展和规范

护理教育的发展是建设高水平护理队伍的基础。目前，我国护士规范化培训滞后，护理教育与社会经济、医学科学和护理专业对人才的需求存在一定差距：一是护理教育层次结构需要进一步调整和优化，护理教学的办学质量有待提高；二是缺乏系统、规范的护士毕业后教育和继续教育制度；三是尚未建立针对临床护理工作需要、专科护理岗位和护理管理岗位护士需要的规范化培训机制；四是忽略了护理理念和护理职责的有机统一。

3. 临床护理服务质量和护士队伍学历层次偏低

护理工作是具有较强的技术性、服务性，与人密切接触的医疗工作。高质量的护理对保障病人安全、挽救病人生命、促进病人康复起着重要作用。目前，实际工作中一些医院"以病人为中心"的整体护理服务理念没有很好地得到落实，临床护理服务存在着不主动、不全面、不到位的问题。护理工作定位侧重于执行医嘱方面而忽略了对病人病情的观察、巡视病房、基础护理等基本工作；偏重于治疗性措施的落实，淡化了对病人的生活护理、心理护理、康复指导等工作；注重护理技术操作，忽视了与病人的沟通交流。一些医院基础护理不到位，病人的生活护理基本上由病人家属或护工来完成，护理服务不能很好体现"三贴近"的原则。以病人满意度为核心的质量评价工作落实不到位。护理工作尚未能完全做到贴近病人、贴近临床。医护之间也缺乏有效的沟通和密切配合，专科护理水平与交流沟通的能力亟待提高。

4. 护理管理组织缺乏独立性，职能作用难以有效发挥

我国医院的护理管理人员基本上都是从护理人员中选拔到管理岗位的，从事临床护理管理工作从技术型人才转变为管理型人才存在一定差距。虽然说他们走上管理岗位后绝大多数人都非常努力，也积累了很多经验，但是与他们所承担的责任和所遇到的问题及挑战相比，这种努力显然力不从心。而我们确实有些护理管理者，不能真正明白管理者的真正职能，不能带领大家朝着一个目标前进。我国的一些护理管理者观念陈旧，工作方法不灵活，无法为护士们营造更多思考和创新空间，挫伤了护士们渴望成为护理人才的积极性，职能者的作用没能有效地发挥出来。

5. 护理工作与群众的健康需求存在差距

护士不同程度存在不能正确运用护理程序进行护理、观察病情不到位、重病人护理不落实、基础护理和专科护理技术不熟练、与病人的沟通交流不深入的问题。护理工作的专业内涵得不到充分体现，病人应该得到的护理和实际获得的护理及其质量存在差距。

四、推进护理工作法制化

1. 加强护理立法与护理管理

护士管理法律制度是指由国家制订或认可，并以国家强制力保证实施，旨在维护公众健康，用以规范护理活动，包括护士注册、护士执业活动、护理服务等涉及护士管理及调整这些活动产生的各种社会关系的法律法规总称。立法属于系统工程，不仅包括制定和认可法律，还包括修改、补充等法的变动活动。随着社会经济文化的迅速发展、国家法制建设的日益完善，护理立法也要与时俱进。

2. 提高护士的法律意识

随着社会和经济的发展、法律环境、文化环境的变化，以及人民群众法律意识的增强，医疗护理工作中碰到的医疗纠纷问题越来越多。作为护理工作者，在日常工作中必须学法、懂法，增强自我保护意识，使自己在行使护理的权利、义务、职责时最大限度地受到法律的保护，使我们在医疗纠纷中不至于处于被动地位，避免承担不该承担的法律责任，更好地为广大患者提供整体的护理服务，保障患者的合法权益。因此，在工作中我们应注意以下几个方面：①严格执行护理规章制度和操作规程。护理工作的各项操作规程和制度是保障护理工作秩序、提高护理质量、防止差错事故的重要法规。②加强安全管理，提高护理文书书写质量。

3. 建立护理人员培训法律制度

护理专业应增设与护理有关的法律知识课程。为了培养适应社会发展的护理人才，护理专业应增设法律知识课，对学生进行有关法律知识教育，使他们掌握护理工作中存在的法律问题。对实习生要加强管理，实习生除了知识面狭窄、临床经验少外，更缺乏相关的法律知识，所以学生在进入临床实习前应先学习法律知识。首先应加强带教老师的法律法规教育，提高带教老师的认识，带教老师要从法律高度来规范自己的带教行为，深刻理解作为职业护士的要求，对学生的带教做到"放手不放眼"。其次对学生要加强管理，提高学生的法律意识，重视实习前教育，可以通过介绍临床老师杜绝护理差错的典型事例及以往学生发生的护理差错事例，充分认识医疗护理差错的易发环节，给学生以借鉴；另一方面也使学生更加明确自己的法律身份，能够充分认识到严格执行各项操作规程的重要意义。注重引导学生换位思考，充分尊重、理解病人的权利，加强职业道德教育，提高自觉性。通过对带教老师和实习护士的法律意识的培养，增强他们的法制观念，不但保护了病人的合法权益，也保护了护理人员及学生自身的合法权益。

加大普法力度，提高护理人员的法律意识。学法是基础，护理人员要懂得自己在医院护理工作中的法律责任与义务。医院应该开展多种形式的法制教育，如定期邀请法律专家来院做医事法律讲座；常年聘请法律顾问，发生问题及时咨询；组织护士学习《中华人民共和国刑法》、《医疗事故处理条例》及其配套文件、《护士管理办法》、《中华人民共和国传染病防治法》、《消毒管理办法》、《护理工作中潜在的法律问题及对策》等；举办全院护理人员法律知识考试、竞赛；开展护理安全月活动等，使广大护理人员明白自身的职责、义务，懂得尊重患者的合法权益。了解患者就医时享有的权利，如：生命健康权、知情权、安全权、求偿权、受尊重权、获取知识权、选择权、监督权、有权复印病历，等等。在临床工作中，护士在尊重患者合法权益的同时，要懂得运用法律武器维护自身的正当权益。如当发生医疗护理纠纷时，要头脑冷静，谨言慎行，勿采取过激行为；当被起诉时，可进行法律咨询，聘请律师，有查阅记录的权利，同时可以拒绝回答与本案无关的问题。

■ 分析与思考

一、案例分析

2008 年 3 月 16 日晚，××市 80 岁的王老太太因"呼之不应半小时"被送往某医院急诊治疗，当晚症状加重。医生安排护士给患者注射盐酸胺碘酮注射液，并嘱咐护士要慢推，推十分钟。

2008 年 3 月 17 日凌晨两点零五分，一名护士开始给王老太太推药，此时有其他患者叫护士，于是该护士放下注射器离去。随后另外一个护士拿起注射器继续注射，两名护士注射完液体的时间共计五分钟。注射完毕后，王老太太经抢救无效死亡。王老太太的家属认为医院存在过错，遂请求法院判决医院赔偿各类损失共计 25 万元。

问题思考：

1. 本案例护士是否触及法律问题？
2. 如何防范类似事情发生？

二、问答题

1. 概述护士执业注册的规定？
2. 简述护士法律责任？

第五章

护 士 条 例

《护士条例》已经 2008 年 1 月 23 日国务院第 206 次常务会议通过，自 2008 年 5 月 12 日起施行。条例的公布施行，极大地激发了广大护士的工作热情，促进了护理工作的规范化，吸引了更多的优秀人才从事护理工作，使我们国家的护理事业更加健康、快速地发展，人民群众的健康需求得到更好的满足。

第一节　概　　述

河南省某县一农民陈某，因不慎摔成重伤住进县人民医院。手术非常成功，一周后可上下楼走动，但没两天陈某感觉伤口有点疼痛，经医院检查发现腹部外伤口缝合部分有两处破裂，随即决定要进行第二次切口缝合术。然而因麻醉师不在场，决定让手术护士给患者打麻醉药。护士给患者注射麻醉药后，陈某很快发生抽搐现象，继而发热，呼吸困难。没过多久，心脏停止跳动。经过医院紧急抢救，陈某恢复了心脏跳动，但变成了植物状态。

☆请问，护士是否应承担责任？

护理工作是医疗卫生事业的重要组成部分，与人民群众的生命安全和健康利益密切相关。护士承担着救死扶伤、保护生命、减轻痛苦、增进健康的专业职责，在构建和谐医患关系中发挥着重要作用。为了维护护理人员的合法权益，提高护理质量，制定和完善护理方面的法律法规、技术规范有利于护理工作的可持续发展。

一、制定《护士条例》的意义

新中国成立以来，国家先后颁布了《医士、药剂士、助产士、护士、牙科技士暂行条例》、《国家卫生技术人员职务名称和职务晋升条例》、《卫生技术人员职称及晋升条例（试行）》和《关于加强护理工作的意见》等多部法规、规章和文件。1993 年，卫生部制定颁布了《中华人民共和国护士管理办法》，自 1994 年 1 月 1 日起施行。建立严格的准入与执业管理制度，保证了护理队伍整体素质的提高。

2008 年 1 月 23 日经国务院第 206 次常务会议通过，2008 年 1 月 31 日国务院第 517 号令公布的《护士条例》，自 2008 年 5 月 12 日起施行。该条例明确了护士执业注册的条件，规定了护士享有的权利和应履行的义务，强化了医疗卫生机构的职责以及发生违法行为时应承担的法律责任，从而达到保证医疗质量和医疗安全的目的。

《护士条例》总则中明确了制定条例的宗旨是"维护护士的合法权益，规范护理行为，促进护理事业发展，保障医疗安全和人体健康"。

护理立法的不断完善，规范了护理专业化人才建设，促进了护理工作的可持续性发展。

二、护士的含义

1909 年，我国中华护士会成立。1914 年在上海召开第一届全国护士会议，首次根据英文 "nurse" 一词，将从事护理工作的人员称为 "护士"。"护士" 一词得到大会通过，沿用至今。

《护士条例》中明确指出，护士，是指经执业注册取得护士执业证书，依照本条例规定从事护理活动，履行保护生命、减轻痛苦、增进健康职责的卫生技术服务人员。

三、护士从业条件

条例规定具备四个条件就可以申请护士执业注册。

① 具有完全民事行为能力。

② 在中等职业学校、高等学校完成教育部和卫生部规定的普通全日制 3 年以上的护理、助产专业课程学习，完成 8 个月以上护理临床实习，并取得相应学历证书。

③ 通过护士执业资格考试。

④ 符合卫生部规定的健康标准。

四、护士应在责任意识基础上建立平等意识

护士加强责任意识是做好本职工作必不可少的，但仅仅有责任意识还不够，应该在责任意识的基础上建立平等意识，即护士对待病人采用平等的观念，不仅对待所有病人一碗水端平，而且时时处处与病人平等相处。

护士的责任意识和平等意识主要体现在服务态度上。护士不能有居高临下之感，要尊重病人，重视对方的存在，像招待客人一样热情地招待每一位病人，力争使病人感觉到主人待客热情、随和，服务周到。

护士的工作对象是一个活生生的生命，平等意识也应包含对生命的尊重。有了平等意识，还要有同情心和宽容心。据统计，病人因为护士态度问题而投诉的占 85% 以上。以平等的态度对待病人，并不降低护士身份，相反能够促进护士与病人之间的协调工作，相互交流，相互沟通，使病人信任护士，积极配合医护人员治疗疾病。同时，病人得到了平等相待，受到了尊重，减少了因病而带来的失落感，本身就是自我的生理、心理乃至精神状态的有益调理，极大地增强了自觉抵制疾病侵蚀的信心。因此，我们认为，护士在责任意识的基础上确立平等意识是高质量完成本职工作的重要一环，也是护士创造性工作的一个重要方面。

第二节　　执业护士注册

1995 年，从某卫生学校毕业的夏某（女）应聘到该县某镇卫生院从事护理、注射等工作。从次年起，一直未取得护士执业资格的夏某便开始单独在当地从事接生活动，每次均收取一定的费用。2004 年，夏某被卫生院清退。

2006 年 9 月 22 日 8 时许，夏某接到产妇龚某的邀请，遂上门为其接生。其间，龚某大出血，因夏某方法不当，止血无效。夏某随即联系其他医生前来急救。下午 1 时许，龚某因救治无效死亡。经鉴定，龚某系宫颈撕裂伤大出血致失血性休克死亡。

同年 10 月 20 日，夏某向警方投案，同日取保候审。随后，夏某与死者家属就民事赔偿达成协议并兑现。之后，被告人夏某未经公安机关批准外出务工，被警方列为网上逃犯。2007 年 11 月，夏某被公安机关抓获归案。

一审法院以被告人夏某犯非法行医罪，判处有期徒刑 10 年，并处罚金 5000 元。夏某不服，提出上诉。

二审法院认为，被告人夏某没有取得执业医生、家庭接生员资格，长期非法为他人出诊接生，并且造成一名产妇死亡，情节严重，其行为构成非法行医罪。一审认定事实清楚，审判程序合法，适用法律正确，量刑恰当，应予维持。

——摘自法易网

☆夏某的行为是否构成犯罪？

☆如果夏某具备护士执业资格，如何评价她的行为？

一、注册管理机构

《护士执业注册管理办法》规定，卫生部负责全国护士执业注册监督管理工作。省、自治区、直辖市人民政府卫生行政部门是护士执业注册的主管部门。省、自治区、直辖市人民政府卫生行政部门结合本行政区域的实际情况，制定护士执业注册工作的具体办法，并报卫生部备案。

申请护士执业注册的，应当向拟执业地省、自治区、直辖市人民政府卫生主管部门提出申请。收到申请的卫生主管部门应当自收到申请之日起 20 个工作日内做出决定，对具备本条例规定条件的，准予注册，并发给护士执业证书；对不具备本条例规定条件的，不予注册，并书面说明理由。

本条例施行前按照国家有关规定已经取得护士执业证书或者护理专业技术职称、从事护理活动的人员，经执业地省、自治区、直辖市人民政府卫生主管部门审核合格，换领护士执业证书。

二、护士执业注册条件

1. 护士执业注册条件

护士执业，应当经执业注册取得护士执业证书。申请护士执业注册，应当具备下列条件。

① 具有完全民事行为能力。

② 在中等职业学校、高等学校完成国务院教育主管部门和国务院卫生主管部门规定的普通全日制 3 年以上的护理、助产专业课程学习，包括在教学、综合医院完成 8 个月以上护理临床实习，并取得相应学历证书。

③ 通过国务院卫生主管部门组织的护士执业资格考试。

④ 符合国务院卫生主管部门规定的健康标准。

2. 健康标准

《护士执业注册管理办法》规定，申请护士执业注册，应当符合下列健康标准。

① 无精神病史。

② 无色盲、色弱、双耳听力障碍。

③ 无影响履行护理职责的疾病、残疾或者功能障碍。

三、首次注册和重新注册

1. 首次注册

《护士执业注册管理办法》中规定，申请护士执业注册，应当提交下列材料。

① 护士执业注册申请审核表。

② 申请人身份证明。

③ 申请人学历证书及专业学习中的临床实习证明。

④ 护士执业资格考试成绩合格证明。

⑤ 省、自治区、直辖市人民政府卫生行政部门指定的医疗机构出具的申请人 6 个月内健康体检证明。

⑥ 医疗卫生机构拟聘用的相关材料。

护士执业注册有效期为 5 年。

2. 重新注册

有下列情形之一的，拟在医疗卫生机构执业时，应当重新申请注册。

① 注册有效期届满未延续注册的。

② 受吊销《护士执业证书》处罚，自吊销之日起满 2 年的。

重新申请注册的，按照本办法的规定提交材料；中断护理执业活动超过 3 年的，还应当提交在省、自治区、直辖市人民政府卫生行政部门规定的教学、综合医院接受 3 个月临床护理培训并考核合格的证明。

四、逾期注册和延续注册

1. 逾期注册

护士执业注册申请，应当自通过护士执业资格考试之日起 3 年内提出；逾期提出申请的，除应当具备申请护士执业注册条件中的第①项、第②项和第④项规定条件外，还应当在符合国务院卫生主管部门规定条件的医疗卫生机构接受 3 个月临床护理培训并考核合格。

2. 延续注册

护士申请延续注册，应当提交下列材料。

① 护士延续注册申请审核表。

② 申请人的《护士执业证书》。

③ 省、自治区、直辖市人民政府卫生行政部门指定的医疗机构出具的申请人 6 个月内健康体检证明。

注册部门自受理延续注册申请之日起 20 日内进行审核。审核合格的，予以延续注册。

3. 不予延续注册的情形

有下列情形之一的，不予延续注册。

① 不符合本办法第六条规定的健康标准的。

② 被处暂停执业活动处罚期限未满的。

医疗卫生机构可以为本机构聘用的护士集体申请办理护士执业注册和延续注册。

五、变更注册和注销注册

1. 变更注册

护士在其执业注册有效期内变更执业地点等注册项目，应当办理变更注册。但承担卫生行政部门交办或者批准的任务以及履行医疗卫生机构职责的护理活动，包括经医疗卫生机构批准的进修、学术交流等除外。

护士在其执业注册有效期内变更执业地点的，应当向拟执业地注册主管部门报告，并提交下列材料。

① 护士变更注册申请审核表。

② 申请人的《护士执业证书》。

注册部门应当自受理之日起 7 个工作日内为其办理变更手续。护士跨省、自治区、直辖市变更执业地点的，收到报告的注册部门还应当向其原执业地注册部门通报。省、自治区、直辖市人民政府卫生行政部门应当通过护士执业注册信息系统，为护士变更注册提供便利。

2. 注销注册

护士执业注册后有下列情形之一的，原注册部门办理注销执业注册。

① 注册有效期届满未延续注册。

② 受吊销《护士执业证书》处罚。

③ 护士死亡或者丧失民事行为能力。

护士执业注册申请人隐瞒有关情况或者提供虚假材料申请护士执业注册的，卫生行政部门不予受理或者不予护士执业注册，并给予警告；已经注册的，应当撤销注册。

第三节　护士的权利和义务

小汪 2004 年来到开发区中心医院工作，一直是小儿科的护士，因为她给孩子打吊针的水平非常高，被医院特别安排在急诊输液室，一天下午，一名中年妇女因为感冒来医院输液，第一针是年轻护士打的，可能扎的位置不对，从而导致这位中年妇女的手背有点肿起来。第二针是小汪来扎的，可针扎在哪个部位，病人和她产生了不同意见。"她坚持要打同一只手，同一个位置，我告诉她，那根血管已经不能再打第二针了，再打手上还会肿起，而且液体也可能无法输入。"小汪一边说，一边在患者手背上找了个其他部位，顺利地完成了输液工作。

小汪以为这事就这么结束了，没想到过了一会儿，病人喊手痛。小汪过去一看，病人输液状况一切正常。这时病人却骂开了："你刚才不听我的话，把我当什么？医院的技术怎么这么差，去其他医院，护士一针就能打好了。"

小汪一边道歉承认年轻护士的打针技术确实有待提高，一边劝说病人。但谁也想不到的事情突然发生了，这位中年妇女猛地从座位上站了起来，朝小汪打过去。小汪慌忙向后退了几步，中年妇女没有打到小汪的脸，但仍然被她抓住了头发。于是，这位病人抓着她头发使劲拽，拖着小汪在地上往前走，渐渐地，小汪感觉身子变软，昏了过去。

当天目睹整个过程的护士小缪说，她们不得不报警，最后出动民警才把那位患者控制住。

☆假如你遇到这种情况你会怎么办？

条例正式出台标志着中国护理事业将沿着规范、可持续的方向发展；护理行为将更加规范；护理工作将越来越受到各级领导的重视，护士合法权益也将更加有保障。

条例在护士的权利和义务、执业行为及医疗机构的职责方面，都做了严格的规定，这些规定将极大地激发广大护士的工作热情，促进护理工作的规范化，吸引更多的优秀人才从事护理工作。我们国家的护理事业也将更加健康、快速地发展。

一、执业护士的权利

护士从事护理专业技术工作，履行保护生命、减轻痛苦、增进健康的职责。全社会应当尊重护士。

《护士条例》总则和细则分别关于护士权利的规定，维护了护士在从事护理专业技术工作中的合法权益，保障了护士履行义务应具备的基本条件，从而能够保证护理质量和提高护理技术水平，更好地维护护理服务对象的健康权益。

① 有人格尊严、人身安全不受侵犯的权利。《护士条例》在总则中明确提出："护士人格尊严、人身安全不受侵犯。护士依法履行职责，受法律保护。"

② 有按照国家有关规定获取工资报酬、享受福利待遇、参加社会保险的权利。任何单位或者个人不得克扣护士工资，降低或者取消护士福利等待遇。

③ 有获得与其所从事的护理工作相适应的卫生防护、医疗保健服务的权利。从事直接接触有毒有害物质、有感染传染病危险工作的护士，有依照有关法律、行政法规的规定接受职业健康监护的权利；患职业病的，有依照有关法律、行政法规的规定获得赔偿的权利。

④ 护士有按照国家有关规定获得与本人业务能力和学术水平相应的专业技术职务、职称的权利。

⑤ 有参加专业培训、从事学术研究和交流、参加行业协会和专业学术团体的权利。

⑥ 有获得疾病诊疗、护理相关信息的权利和其他与履行护理职责相关的权利。

⑦ 有对医疗卫生机构和卫生主管部门的工作提出意见和建议的权利。

⑧ 有获得表扬、表彰的权利。

《护士条例》第六条规定："国务院有关部门对在护理工作中作出杰出贡献的护士，应当授予全国卫生系统先进工作者荣誉称号或者颁发白求恩奖章，受到表彰、奖励的护士享受省部级劳动模范、先进工作者待遇；对长期从事护理工作的护士应当颁发荣誉证书。具体办法由国务院有关部门制定。

县级以上地方人民政府及其有关部门对本行政区域内作出突出贡献的护士，按照省、自治区、直辖市人民政府的有关规定给予表彰、奖励。"

二、执业护士的义务

规范护士执业行为、提高护理质量，是保障医疗安全、防范医疗事故、改善护患关系的重要方面。因此，条例明确规定护士应当承担以下义务。

① 护士执业，应当遵守法律、法规、规章和诊疗技术规范的规定。这一原则涵盖了护士执业的基本要求，包含了护士执业过程中应当遵守的大量具体规范和应当履行的大量义务。

通过法律、法规、规章和诊疗技术规范的约束，护士履行对患者、患者家属以及社会的义务。如，严格地按照规范进行护理操作；为患者提供良好的环境，确保其舒适和安全；主动征求患者及家属的意见，及时改进工作中的不足；认真执行医嘱，注重与医生之间相互沟通；积极开展健康教育，指导人们建立正确的卫生观念和培养健康行为，唤起民众对健康的重视，促进地区或国家健康保障机制的建立和完善。这就要求执业护士必须认真学习，熟悉掌握与自己职业相关的法律、法规及规章规范，不然就谈不上如何去遵守这些规定，即应该学法、知法、懂法、守法。没有规矩不能成方圆，只有按国家和行业的法规、规范办事，才能正确地履行护士的职责。

②护士在执业活动中，发现患者病情危急，应当立即通知医师；在紧急情况下为抢救垂危患者生命，应当先行实施必要的紧急救护。

这是挽救生命的需要，如果见死不救对执业护士来讲就是失职渎职，就应追究其法律责任。

③护士发现医嘱违反法律、法规、规章或者诊疗技术规范规定的，应当及时向开具医嘱的医师提出；必要时，应当向该医师所在科室的负责人或者医疗卫生机构负责医疗服务管理的人员报告。

在临床护理实践中，有很多护理工作需要按照医生的处方及医嘱进行，如遵医嘱对病人应用各种药物、使用呼吸机等，这是护士的依赖性功能之一。医嘱是护士对病人实施观察评估和治疗的法律依据，应准确及时地执行医嘱，随意篡改医嘱或无故不执行医嘱均属违法，如发现医嘱有错误应马上指出，若医生执意坚持医嘱，则应报告有关负责人。这是护士的责任，也是护士的义务，对病人负责、呵护生命是护士的天职。

④护士应当尊重、关心、爱护患者，保护患者的隐私。

所谓隐私是患者在就诊过程中向医师公开的、不愿让他人知道的个人信息、私人活动或私有领域，如可造成患者精神伤害的疾病、病理生理上的缺陷、有损个人名誉的疾病、患者不愿他人知道的隐情等。由于治疗护理的需要，护士在工作中可能会接触患者的一些隐私，如个人的不幸与挫折、婚姻恋爱及性生活的隐私等。以医院收治的传染病病人为例，他们共同的心理特点是焦虑、忧郁、恐惧，担心失去工作、受到歧视。根据条例，护士对保护患者隐私负有义务和责任。这实质上是对患者人格和权利的尊重，有利于与患者建立相互信任、以诚相待的护患关系。这既是一种职业道德层面的要求，也是法定义务的要求。

在医疗活动中，医疗机构及其医务人员应当将患者的病情、医疗措施、医疗风险等如实告知患者，及时解答其咨询；但是，应当避免对患者产生不利后果。

医疗机构及其医务人员向患者履行告知义务，从患者角度而言，则是享有知情权和隐私权。医疗机构及其医务人员在履行告知义务时，要注意保护患者的隐私，医务人员要尊重患者，保护患者隐私，这既是职业道德的要求，也是法律的要求。卫生部制定的《医务人员医德规范及实施办法》中明确规定，为患者保密，不泄露患者隐私与秘密。《艾滋病监测管理的若干规定》第二十一条也规定：不得将艾滋病患者或感染者的姓名、住址等情况公布或传播。

⑤护士有义务参与公共卫生和疾病预防控制工作。发生自然灾害、公共卫生事件等严重威胁公众生命健康的突发事件，护士应当服从县级以上人民政府卫生主管部门或者所在医疗卫生机构的安排，参加医疗救护。

现代护理学理论告诉我们，健康是人类共同追求的目标，护理的目标是使每个人达到最大程度的健康，这是一个崇高的目标。一旦社会上出现了自然灾害、公共卫生突发事件，医护人员理所当然应当为实现自己崇高的职业目标而努力奋斗，投身于紧急的医疗救护之中，像南丁格尔那样，像非典发生时的中国医护工作者那样，用自己的实际行动，为人民的健康、为护理事业的发展作出自己应有的贡献。

知识链接

三查七对一注意

20世纪50年代，我国护理前辈黎秀芳经过临床实践总结出的"三查七对一注意"制度和程序在全国推广沿用至今，一直是我国护理工作的主要制度。这一制度的实行，很大程度上减少了护理差错的发生，保证了护理质量。

三查：给药、处置、操作前查；给药、处置、操作中查；给药、处置、操作后查。

七对：床号、姓名、药名、浓度、时间、剂量、用法。

一注意：用药后反应。

《全国医院工作条例》规定，护理人员要树立专业思想，认真执行医嘱和护理常规，根据分级护理原则切实做好基础护理和专科护理。严格执行交接班、查对等护理制度，正确进行各项技术操作，密切观察病情变化，准确做好各项护理记录。

护士被人们称为"白衣天使"，他们总是用自己热情真挚的工作态度和严谨认真的护理服务为患者带来愉快和幸福。"全心全意为人民的健康服务"是社会主义护理道德的崇高准则。每个护理工作者都应努力成为这一崇高道德规范的实践者，应该在临床护理中，建立良好的护患关系，给患者全面的身心护理，尊重其人格、尊严、信仰及价值观。为治疗、检查护理的需要，坦诚地与病人沟通，但应尽量使自己与病人的交往仅限于职业范围，严格保守病人的个人隐私，防止产生不必要的道德或法律问题。

第四节 保障护士权益，规范护士管理

2011年3月，王小姐入职上海某医院，岗位急诊科护士，月薪3000元。双方签订了3年的劳动合同，其中试用期为3个月。在入职前填写的《应聘人员求职登记表》和入职当天填写的《员工入职登记表》中，王小姐均填写的是"未婚"。

过了4个月，王小姐意外怀孕，这令王小姐已婚的事实被单位发现。基于王小姐入职时没有如实告知医院婚姻状况，该医院于2011年8月将其解聘，理由是王小姐故意隐瞒婚姻关系，违反了该医院《员工手册》中的相关规定，予以解除。

王小姐认为自己并非故意隐瞒已婚，而是根据当地的风俗，领了结婚证未办酒席算未婚。并且认为婚姻状态并不影响工作能力。但是单位没有协商的余地，王小姐拿到盖章的书面解除通知后就委托律师申请劳动仲裁，要求恢复履行劳动合同，并要求支付从仲裁之日起到恢复之日的工资和社保。

☆劳动仲裁会支持王小姐的要求吗？医院的做法侵犯了王小姐什么权利？

一、保障护士合法权益

1. 护士权益的内容

针对目前医疗机构重医轻护、临床护士数量配备不足，以及给予护士的待遇偏低等问题，《护士条例》规定了医疗卫生机构在保障护士权益方面的职责。

① 配备护士的数量不得低于国务院卫生主管部门规定的护士配备标准。

② 应当为护士提供卫生防护用品，并采取有效的卫生防护措施和医疗保健措施。

③ 应当执行国家有关工资、福利待遇等规定，按照国家有关规定为在本机构从事护理

工作的护士足额缴纳社会保险费用，保障护士的合法权益。对在艰苦边远地区工作，或者从事直接接触有毒有害物质、有感染传染病危险工作的护士，所在医疗卫生机构应当按照国家有关规定给予津贴。

④ 应当制定、实施本机构护士在职培训计划，并保证护士接受培训。护士培训应当注重新知识、新技术的应用；根据临床专科护理发展和专科护理岗位的需要，开展对护士的专科护理培训。

2. 依法建立护士准入制度

通过立法建立护士资格考试制度和护士执业许可制度是世界各国护士准入管理的成功经验。我国护士执业资格考试办法由国务院卫生主管部门会同国务院人事部门制定。《护士执业注册管理办法》明确规定：护士经执业注册取得《护士执业证书》后，方可按照注册的执业地点从事护理工作。未经执业注册取得《护士执业证书》者，不得从事诊疗技术规范规定的护理活动。《护士执业证书》上应当注明护士的姓名、性别、出生日期等个人信息及证书编号、注册日期和执业地点。《护士执业证书》由卫生部统一印制。

医疗卫生机构不得允许下列人员在本机构从事诊疗技术规范规定的护理活动：①未取得护士执业证书的人员；②未依照本条例第九条的规定办理执业地点变更手续的护士；③护士执业注册有效期届满未延续执业注册的护士。

在教学、综合医院进行护理临床实习的人员应当在护士指导下开展有关工作。

二、加强护士管理

医疗卫生机构应当按照国务院卫生主管部门的规定，设置专门机构或者配备专（兼）职人员负责护理管理工作。医疗卫生机构应当建立护士岗位责任制并进行监督检查。

> **知识链接**
>
> 《全国医院工作条例》第九条规定："医院要加强对护理工作的领导，要有一名副院长分管护理工作。护理部主任或总护士长，在副院长的领导下，负责管理全院的护理工作。科室护理工作实行护士、护士长、科护士长三级负责制或护士、护士长二级负责制。护理人员的培训、考核、院内调配由护理部或总护士长负责；任免、晋升、奖惩等要充分听取护理部或总护士长的意见。"

保证护理质量，需要采取预防措施，防范事故，确保患者安全，创造一个安全、健康、高效的医疗护理环境，为此，可以从以下几个方面加强对护士的管理。

1. 加强安全管理

安全管理是保证护理安全的基础，工作质量是医院的生命线，因此需要加强护理质量的监管力度。护理部——科室护士长——科室监控员三级护理安全层层把关，不定期地对护理工作进行监督、检查、求证，最大限度地减少护理差错、事故纠纷的发生。落实护理人员岗位责任制，岗位责任是搞好护理安全的关键，根据各科室工作特点，进行明确分工，做到责任落实到人，各项工作有序，做到忙而不乱，一切以"患者为中心"，做好各项护理工作。

2. 规范护理规章制度

护理规章制度是护理安全的基本保证，是执行各项护理工作的标准，也是护理管理的重要内容。护理部建立了相应的规章制度，制订了护理工作流程及工作目标，责任到人，定期组织全院护士学习医院的各项护理管理制度、卫生法律规范及《医疗事故处理条例》等文件。对护士开展安全知识讲座、典型案例分析和安全知识考试,做到护理安全人人知晓、人人有责。

3. 加强对环境质量的监控

建立质量控制小组,定期对医院的护理环节质量进行检查。对在检查中发现的违规操作、差错、护理缺陷及时反馈和查处,并完善制度,加强监管,杜绝类似的情况再次发生,做到护理质量有人抓、事事有人管。

4. 规范工作流程,注重环节质量

做好对患者的入院介绍,争取患者的合作,患者面对陌生环境难免会产生生疏感觉,护理人员应对患者态度和蔼,住院后及时介绍医院的《患者住院须知》和规章制度,实施健康教育,让患者掌握住院规则,配合医护人员积极治疗。建立各种合理工作流程、各种医嘱执行查对制度、差错事故报告处理等应对流程,认真对待每一起差错和护理缺陷。

5. 加强护理人员的理论知识、技能培训与考核

提高护理人员的理论基础和技术水平是护理安全的一个重要方面,有计划地组织护理人员学习业务知识,反复训练专业技能,分层次对护士进行“三基”考核。在考核中注重个性化,做到临床需要什么就练什么,做到技术精湛、精益求精,努力提高护理人员的技术水平。严防技术性护理缺陷,从根本上防止差错事故的发生,保证护理安全。落实各种操作前的查对制度,如“三查七对一注意”,认真查看药品有效期限、澄明度、配伍禁忌,做到准确无误,严防护理差错事故的发生。

6. 注重细节管理

细节决定成败,注重理论与实践相结合,注重实践与细节相结合,善于发现操作中的细节,用多次强化刺激教育的方法去进行管理,这对优化、规范护理操作行为,对患者安全管理起着重要作用。因此,要求管理人员深入科室,严格落实护理措施,鼓励护理人员去发现操作中的不安全细节,以减少护理安全隐患。

7. 注意倾听患者的意见

倾听患者的意见,便于不断改进护理工作中的安全隐患,让患者对医院的医疗护理工作放心满意。

护理是一门技术性、专业性很强的学科,患者的安危与护理人员的精心护理是分不开的,常言道“三分治疗,七分护理”。护理人员直接接触患者,最了解患者的情况,容易发现和掌握患者的病情变化。尤其对危重患者,护理人员通过精心护理,严密观察患者的生命体征,及时了解患者的病情变化,做到心中有数,又给医生提供可靠的依据,发现问题积极采取措施及时处理,避免了并发症的发生。

三、护士执业活动中的法律责任

(1) 护士在执业活动中有下列情形之一的,由县级以上地方人民政府卫生主管部门依据职责分工责令改正,给予警告;情节严重的,暂停其 6 个月以上 1 年以下执业活动,直至由原发证部门吊销其护士执业证书。

① 发现患者病情危急未立即通知医师的。

② 发现医嘱违反法律、法规、规章或者诊疗技术规范的规定,未依照规定提出或者报告的。

③ 泄露患者隐私的。

④ 发生自然灾害、公共卫生事件等严重威胁公众生命健康的突发事件,不服从安排参

加医疗救护的。

(2) 护士在执业活动中造成医疗事故的，依照医疗事故处理的有关规定承担法律责任。

(3) 护士被吊销执业证书的，自执业证书被吊销之日起 2 年内不得申请执业注册。

■ 分析与思考

一、选择题

1. 《护士条例》的根本宗旨是（　　）。

  A. 规范护理行为　　　　　　　　B. 保证护理专业性

  C. 保持护士队伍稳定　　　　　　D. 维护护士合法权益

  E. 促进护理事业发展，保障医疗安全和人体健康

2. 《护士条例》正式施行的时间是（　　）。

  A. 1993 年 3 月 26 日　　　　　　B. 1994 年 1 月 1 日

  C. 2008 年 1 月 31 日　　　　　　D. 2008 年 5 月 12 日

  E. 2004 年 5 月 20 日

3. 申请注册的护理专业毕业生，应在教学或综合医院完成临床实习，其时限至少为

（　　）。

  A. 3 个月　　　　　　　　　　　B. 6 个月

  C. 8 个月　　　　　　　　　　　D. 10 个月

  E. 12 个月

4. 《护士条例》规定的医疗卫生机构的职责不包括（　　）。

  A. 加强护士管理　　　　　　　　B. 明确护理责任

  C. 保障护士合法权益　　　　　　D. 为护士办理执业注册

  E. 按照卫生部要求配备护士

5. 以下属于护士权利的是（　　）。

  A. 保护患者隐私

  B. 能力不足时不能参加病人的抢救

  C. 发现患者病情危急，立即通知医生

  D. 遵守法律、法规、规章和诊疗技术规范的规定

  E. 对医疗卫生机构和卫生主管部门的工作提出意见和建议

二、简答题

1. 申请护士执业注册应当具备的条件。

2. 护士的执业权利和执业义务。

三、案例分析

患儿，男，10 岁。因扁桃体发炎到某医疗机构就诊。医生给予庆大霉素 800 万单位静脉滴注。护士认为不妥，但想到执行医嘱是护士的责任，随后按医嘱对患儿进行治疗，致患儿神经性耳聋。（案例来源：王峰. 卫生法律法规. 北京：人民卫生出版社，2008.）

请问护士要承担责任吗？

第六章

护理工作中的法律问题

随着人们对护理质量需求的提高和维权意识的增强，护理工作岗位素质要求也逐步提高，人们更加注重护理技能水平和服务态度，注重护士的责任心和应急处理能力，加上随着医学知识的普及，人民群众的法制观念越来越强，医疗护理行为的法律责任越来越受到社会的重视。护理工作日渐要求护士具有较高的法律意识。只有熟知护理工作中涉及的法律问题，才能减少和避免护理纠纷的发生，真正维护患者和自身的合法权益。因此，对护士进行相关法律教育是时代发展的要求，护理人员必须掌握与护理工作有关法律、法规，在工作中必须实行依法行医，依法施护，用实际行动诠释全心全意为人民服务的宗旨。

第一节　护理工作中的主要法律问题

关于患者安全的 10 个事实

① 患者安全是一个严肃的全球公共卫生问题。近年来，各国越来越清楚地认识到增进患者安全的重要性。2002 年，世界卫生组织会员国在世界卫生大会上商定了关于患者安全的决议。

② 统计数字表明，在发达国家，每 10 名患者中即有 1 名患者在接受医院治疗时受到伤害。伤害可因一系列失误或事故发生。

③ 在发展中国家，患者在医院受到伤害的可能性高于发达国家。在一些发展中国家，与卫生保健有关的感染的风险比在发达国家高出 20 倍。

④ 手部卫生是减少与卫生保健有关的感染和提高抗菌能力的最基本措施。

⑤ 在发展中国家，至少有 50％ 的医疗设备不能使用或只能部分使用。设备不能使用，往往是因为缺乏技能。因此，就难以进行诊断或治疗。这就导致了不合标准的或有害的诊断或治疗，给患者安全带来威胁，可能造成严重伤害或死亡。

⑥ 在一些国家，使用未经消毒即重复使用的注射器或针头进行注射的比例高达 70％。这对数以百万计的人造成了感染。每年，不安全的注射导致 130 万例死亡，这主要是由于血源性病原体传播，例如乙型肝炎病毒、丙型肝炎病毒和艾滋病毒。

⑦ 手术是最复杂的卫生干预措施之一。每年有 1 亿多人出于不同医疗理由，需要手术治疗。在发达国家，与手术安全有关的问题占导致死亡或残疾的本可避免的事故的一半。

⑧ 增进患者安全有很重大的经济效益。研究表明，追加住院、诉讼费用、在医院里造成的感染、收入损失、残疾和医疗费用在一些国家，每年导致 60 亿美元至 290 亿美元的代价。

⑨ 航空和核工厂等据认为风险较高的行业都比卫生保健行业有更好的安全记录。旅客在飞机上受到伤害的概率仅为 100 万分之一。相形之下，患者在医疗期间遭受伤害的概率则为 300 分之一。

⑩ 患者的经验及其健康是患者安全运动的核心。世界患者安全联盟正与40名宣传员合作，推动加强卫生保健安全，这40名宣传员过去都曾因缺乏患者安全措施而遭受痛苦。

——摘自卫生部办公厅网站

一、护理工作的法律范围

医疗卫生法规是我国法律体系的重要组成部分。它是由国家制定或认可的，并由国家强制力保证实施的关于医疗卫生方面的法律规范的总和。它通过对人们在医疗卫生和医疗实践中各种权利与义务的规定、调解和确认，保护和发展各种良好的医疗法律关系和科学的医疗卫生秩序。同时护理工作必须在医疗卫生法律法规的指导下进行，护理质量控制标准清楚地界定了护理工作的法律范围，相关医疗卫生法律法规是护理质量控制标准的来源，也是依法追究违法护理人员法律责任的依据。

1. 医疗卫生管理法律

由全国人大及其常务委员会制定颁布，包括《中华人民共和国传染病防治法》、《中华人民共和国药品管理法》、《中华人民共和国国境卫生检疫法》、《中华人民共和国红十字会法》、《中华人民共和国母婴保健法》、《中华人民共和国执业医生法》等。

2. 医疗卫生行政法规

由国家最高行政机关（国务院）制定颁布，包括《医疗机构管理条例》、《医疗事故处理条例》、《护士条例》等。

3. 医疗卫生部门规章

由卫生部制定颁布或由卫生部与其他有关部、委、办、局联合制定发布，包括《全国医院工作条例》、《医院工作制度》和《医院工作人员职责》等。

4. 诊疗护理规范常规及制度

由卫生行政部门以及全国性行业学会，针对医疗卫生行业的特点制定的各种标准、规程、规范、制度等，包括《医院感染诊断标准》、《临床输血技术规范》、《患者安全目标》等。

在护理工作中除了卫生法律法规的各项法律条款外，专业护理团体出台了相关的护理规范标准：如由中华护理学会根据法律所制定的各种护理标准及操作规范，清楚地规定了护士在法律上能做什么，不能做什么，各种操作应该如何去做，其规范及行业标准是什么等；各级医疗机构都有针对护理工作详细而具体的规范要求和护理标准手册。护士在工作中应熟悉自己工作岗位的政策、制度、职责、要求及规范等，并严格按照法律法规的要求及护理标准在法律允许的范围内实施优质护理。

二、护理工作中常见的法律问题

护理工作的法律范围是为确保患者和医务人员有一个安全的执业和就医环境，在实际工作中其涉及面广，范围大，但在临床护理工作中常见的法律问题其核心还是患者的安全保障问题。

患者安全问题已经引起世界卫生组织及众多国家医务界的高度重视，传统的病人就医听从于医生和护士的安排，病人和家属很少参与到治疗和护理过程中。2008年卫生部在《患者十大安全目标》中明确规定，患者和患者家属参与医疗安全。患者权利与医务人员的义务与传统相比较，已有新的进展。在护理工作中，只有加强医护患密切合作，护士依法履行义务，才能实现病人权利利益的最大化。护士在工作中是否尽到护士义务与病人在医疗护理过程中权利是否得以保障，是护理工作中常见的法律问题。

1. 未尽到护士的义务

① 在护理工作中，护士根据患者的要约，运用医学知识和技术，正确地诊断和护理患者所患的疾病及存在的护理问题，并施以适当的治疗和护理，此过程体现诊疗护理的义务。

② 按照约定的内容提供服务并保证服务质量，对医疗护理行为有关事项进行说明的义务，主要目的是取得患者对其将对患者实施的医疗行为的有效同意，在护理过程中必须尊重病人的知情同意权，在实施检查治疗前履行告知义务，并保护病人隐私。

③ 护理工作中严格遵守法律、法规、规章制度、诊疗护理、技术操作常规的法律义务。具体表现为护士执业应当遵守法律、法规、规章和诊疗技术规范的规定；在执业活动中，发现患者病情危急，应当立即通知医师；在紧急情况下为抢救垂危患者生命，应当先行实施必要的紧急救护；发现医嘱违反法律、法规、规章或者诊疗技术规范规定的，应当及时向开具医嘱的医师提出；必要时，应当向该医师所在科室的负责人或者医疗卫生机构负责医疗服务管理的人员报告。护士应当尊重、关心、爱护患者，保护患者的隐私；护士有义务参与公共卫生和疾病预防控制工作，发生自然灾害、公共卫生事件等严重威胁公众生命健康的突发事件，护士应当服从县级以上人民政府卫生主管部门或者所在医疗卫生机构的安排，参加医疗救护。

护士承担着一定的法律义务，其基本职责是保护生命、减轻痛苦、确保安全、增进健康，从法律的宏观上讲应该保护病人享有生命健康权、身体权、隐私权、知情同意权等，从微观上来说应该切实维护病人各项权利的实现。

2. 侵犯病人应享有的医疗权利

① 侵犯病人享受平等医疗权：凡病人不分性别、国籍、民族、信仰、社会地位和病情轻重，都有权受到礼貌周到、耐心细致、合理连续的诊治。

② 侵犯病人享受安全有效的诊治及护理权：凡病情需要，有助于改善健康状况的诊断方法、治疗措施、护理条件，都有权获得；享有清洁、安静的医疗环境，并有权知道经管医生及护士的姓名；有权了解有关诊断、治疗、处置、护理及病情预后等确切内容和结果，并有权要求对此作出通俗易懂的解释。从医疗护理角度不宜相告的或当时尚未明确诊断的，应向其家属解释。同时，有权了解各种诊治护理手段的有关情况，如有何副作用，对健康的影响，可能发生的意外及合并症、预后等，这些权利充分体现了病人有权获得良好的医疗诊治护理的权利。

③ 侵犯病人拒绝治疗的权利：病人在法律允许的范围内可拒绝治疗，但医生护士应说明拒绝治疗的危害。在不违反法律规定的范围内，有权出院，但必须由医院和医生作出对其出院及后果不负任何责任的签字。

④ 侵犯病人要求保密的权利：病人在护理过程中，对由于护理需要而提供的个人的各种秘密或隐私，有要求保密的权利；病人有权对接受护理的环境要求具有合理的声、像方面的隐蔽性。由异性医务人员进行某些部位的护理检查治疗时，有权要求第三者在场；在进行涉及其病案的讨论或会诊时，可要求不让不涉及其医疗护理的人参加。

⑤ 侵犯病人参与评估的权利：病人在接受治疗护理的过程中，对护理各个环节的工作有权作出客观、恰如其分的评价。无论由谁支付医疗费用，病人都有权审查他的账单，并有权要求解释各项支出的用途。

⑥ 侵犯病人监督维护自己医疗护理权利实现的权利：病人在享有平等的医疗权的同时，也享有维护这种权利实现的权利，在病人的医疗护理权利受到侵犯，生命受到威胁而又被拒

绝治疗时，病人有权直接提出疑问，寻求解释或通过社会舆论提出批评，要求有关医疗单位或个人改正错误，求得解决。

以上病人权利的体现也是在工作中容易出现纠纷的重要环节，它是衡量病人权利是否受到侵害的重要尺度，也是护理工作中容易发生侵权行为的常见法律问题。

3. 护士依法执业的问题

执业护士必须经执业注册取得护士执业证书，依照护士条例规定从事护理活动的卫生专业技术人员，当注册期满或执业地点发生改变，必须及时向当地卫生主管部门申请注册或提出执业地点变更申请，才能确保真正实现依法施护的目的。实习护生是不具备职业资格的，没有独立工作的权利，必须在护士的监督和指导下，按严格护理操作规程来开展工作，护生不能独立作业，若未经批准擅自操作对发生的后果将承担相应责任，将受到批评教育或处分，承担民事责任，甚至刑事责任。

4. 未按规定执行护理核心制度的具体表现

① 不认真执行查对制度。三查七对是对护理人员最基本的要求，如果责任心不强，自我要求不严格，容易因查对执行不力导致错误给病人带来伤害。

② 不认真执行值班、交接班制度。交接内容不清楚、不全面，不进行床头交接班或重要信息漏交等是医疗纠纷发生的常见隐患。

③ 未严格执行药品管理制度。药品的正确贮存和保管是护理工作的重要内容，也是护理管理的重要环节，未按普通药品和高危药品的管理规定进行，毒麻药品管理如杜冷丁未按规定专人、定点、定柜、定锁、定期清点和交班，若发生盗窃案将造成严重不良后果。

④ 未严格执行医院感染预防措施，如手卫生依赖性差，特殊感染标识的未标示，防护用品的准备不足、目标性监测未按时进行，导致没有动态监测而没及时发现感染暴发流行，都会侵犯病人的合法权益。

⑤ 未严格按照分级护理制度为病人提供服务，未及时观察病人的病情变化，将承担相应的未尽到注意义务的责任。

三、护理工作中潜在的法律问题

临床护理工作中潜在的法律问题最常见的是护士风险评估能力不强，工作中过失性造成患者人身损害的后果，引发医疗护理纠纷和侵权行为产生。护士工作的好坏直接影响着病人健康，为了维护护患双方的合法权益，保障医疗护理安全，护士必须依法施护，充分运用我国《民法》、《合同法》、《消费者权益保护法》、《合同法》、《医疗事故处理条例》、《护士条例》、《侵权责任法》、《病历书写规范》等法律法规知识和专业服务技能，加强风险评估和安全护理，认真贯彻执行各项规章制度，提高护士对法律法规的依从性和执行力，才能有效规避护理工作中潜在的法律问题。护理工作中常见的未尽义务的情形如下。

1. 违反注意义务

注意义务是侵权行为法中的一个重要概念，它是指行为人应采取合理的注意而避免给他人的人身或财产造成损害的义务，本质上是一种过失责任。注意义务的实质，是要求人们对自己行为可能给他人造成损害的情形，应当尽量采取措施加以避免。护士违反注意义务常见的情形如护士在输液过程中未按要求定时进行巡视和输液反应观察，没有对药物治疗的作用与副作用进行观察和评价，尤其是对危重病人的护理，病情观察是重要内容，在护理过程中未及时发现病情变化，未及时采取抢救措施导致病人人身损害的后果；在医院感染的预防和控制中，医院感染管理制度明确规定医务人员应严格执行手卫生，根据病人的情况必要时实施标准预防，但在工作中常因疏忽大意而违反注意义务，导致医院感染发生，为此护理人员将承担相应的法律后果。如静脉输液未按规定时间进行观察记录，导致药物外渗没有及时发现而造成人身损害的后果。

2. 违反告知义务

《侵权责任法》第五十五条："医务人员在诊疗活动中应当向患者说明病情和医疗措施。需要实施手术、特殊检查、特殊治疗的，医务人员应当及时向患者说明医疗风险、替代医疗方案等情况，并取得其书面同意；不宜向患者说明的，应当向患者的近亲属说明，并取得其书面同意。医务人员未尽到前款义务，造成患者损害的，医疗机构应当承担赔偿责任。"体现护理告知的护理文书包括《患者入院须知》、《健康教育实施记录表》、《PICC穿刺同意书》、《跌倒风险评估表》、《压疮风险评估及实施记录表》等，在工作中常常实施了但忽略了家属签字确认，常因此而出现违反告知义务的情形。

3. 违反紧急救护制度

救死扶伤是每一个医务人员应持有的职业准则，在遇有患者病情危急的情况下，护士应当立即通知医师，在实际工作中，有时医师不能马上赶到，而危急重症患者病情处于紧急状态，护士必须即刻采取紧急措施进行抢救，拖延时间可能危及患者的生命，违反紧急救护制度。《护士条例》对危重患者抢救规定，护士在执业活动中，发现患者病情危急，应当立即通知医师；在紧急情况下为抢救垂危患者生命，应当先行实施必要紧急护理。

《侵权责任法》第五十六条规定："因抢救生命垂危的患者等紧急情况，不能取得患者或者其近亲属意见的，经医疗机构负责人或者授权的负责人批准，可以立即实施相应的医疗措施。"其规定与《护士条例》同时指明了在特殊情况下不能履行告知义务时医护人员的合法行为。

> **知识链接**
>
> 《医疗事故处理条例》第三十三条规定："在紧急情况下为抢救垂危者生命而采取医学措施造成不良后果的，不属于医疗事故。"护士在工作中，有时不是故意不尽义务，而是缺乏相关法律法规的知识，导致不经意中违反相关义务而发生侵权的严重后果。

第二节　护理工作中常见的护理侵权行为

护士小明在急诊室值中班，她的一位朋友小敏来找到她，希望帮忙给她打一针青霉素，肌肉注射。小明说："好，我先给你做个皮试吧。"小敏说："我在外面做过皮试了，是阴性，我昨天还打过呢。"于是小明接过青霉素按操作规范给她朋友注射，刚注射完毕，病人立即倒地，面色青紫，大动脉搏动消失。小明判断是青霉素过敏性休克，立即展开抢救。经过医生护士的通力协作，小敏终于被抢救回来。事后一问才知道：小敏在外根本没有做青霉素皮试，也根本没有打过针，因听说青霉素皮试很疼，所以故意这样给小明说。

☆ 小明错在哪里？小敏错在哪里？

☆ 小明是否侵犯了小敏的权利？其违反了哪些法律法规及规章制度？正确的护理行为该怎么做？

一、护理制度规范在依法执业中的作用

护理规章制度、操作规范指南虽然不是法律法规，但是是行业规范，是护士进行各项工作的标准，尤其是护理核心制度在安全护理中起着保驾护航的重要作用。临床护士对核心制度掌握不全面，操作规范执行不力，安全风险评估不足，法律意识淡薄，将严重危及患者安全，侵犯患者的权利，造成医疗护理法律责任纠纷，影响病人和社会对医院的满意度。因此，在工作中必须严格执行各项规章制度，特别是护理核心制度，严格执行各项护理工作指南，按要求规范操作，确保患者安全，这是护士切实履行义务、避免发生侵权行为的法律保障。

二、护理工作中常见的侵权行为形式

侵权行为是民事主体违反民事义务、分割他人合法的民事权益，依法应承担民事法律责任的行为。侵权行为是违法行为，侵权行为分割的是他人的物权、人身权、知识产权等，侵权行为违反的是法定义务。

1. 护理工作中常见的侵权行为

（1）侵犯患者的健康权　《中华人民共和国民法通则》第九十八条中规定："公民享有生命健康权。"在《辞海》里，对健康是这样描述的："人体各器官系统发育良好、功能正常、体质健壮、精力充沛，并具有良好劳动效应的状态。"世界卫生组织（WHO）给健康所下的正式定义是"健康是指生理、心理及社会适应三个方面全部良好的一种状况，而不仅仅是指没有生病或者体质健壮。"护理工作中发生侵权行为的形式有哪些呢？一是发生在生理上的侵权行为，因护理人员护理责任、护理技术过失，导致各种并发症或不良后果，造成患者生理功能的障碍，影响健康质量；另一种是发生在心理上的侵权行为，护理人员以患者的缺陷、疾病为口实，进行医疗讨论外的议论，造成患者的心理压力，也可能因对患者的民族风俗不尊重所造成。发生在心理上的侵权因缺乏客观的判定依据，常不作为健康权的侵权诉讼理由，但在工作中不经意间易发生此种侵权行为，值得医护人员特别关注。

（2）侵犯患者的生命权　《中华人民共和国民法通则》第九十八条规定："公民享有生命健康权。"在医学中，生命和健康是有区别的。生命权是指自然人的生命安全不受侵犯的权利。生命权的基本内容指一个人的心跳、心脑电波不停止情况下的生存权，以及心跳、呼吸、心脑电波停止情况下的再生存权。对生命权的尊重具体体现在患者发生病情变化时，护理人员是否按照等级护理规定巡视，及时发现、及时报告、及时处理；患者发生呼吸心跳停止时，护理人员是否给予及时、有效、积极的救治；临床上常见到有的临终病人在临终前不同意医务人员进行临终前救治，此情况应在医患沟通里进行记录，书写出书面意见，并签字。签字的顺序按法律财产继承顺序（成年）履行，或者由本人签署的委托书上的指定委托人签字。

（3）侵犯患者的隐私权　隐私是指病人不妨碍社会他人与社会利益的个人心中不愿告诉他人的秘密，包括：个人身体秘密（生理特点、缺陷，或特殊的疾病），个人身世及历史秘密（血缘关系及婚恋史），有关家庭生活秘密（家庭伦理关系、亲属感情状况），财产方面的秘密（经济收入、储蓄、财产等）。

《中华人民共和国民法通则》规定，公民的名誉受法律保护，凡以书面、口头等形式宣扬他人隐私者，被认定是侵害公民名誉权的行为，要受法律制裁。《中华人民共和国侵权责任法》第六十二条规定："医疗机构及其医务人员应当对患者的隐私保密。泄露患者隐私或

者未经患者同意公开其病历资料，造成患者损害的，应当承担侵权责任。"护士在工作中要清楚哪些形式可能造成对患者隐私权的侵犯，合法保护患者的权益。如病房床隔帘在护理操作中对病人隐私起保护作用，而护士在操作中未尽保护导致病人隐私部位暴露。

（4）侵犯患者的知情同意权　《中华人民共和国民法通则》第五十六条规定，民事法律行为可以采取书面形式、口头形式或者其他形式，但在临床实践中应以书面告知为主要告知形式，所有医疗服务应当尽可能采用书面告知形式。《病历书写基本规范（试行）》第十条明确规定，对按照规定需取得患者书面同意方可进行的医疗活动（如特殊检查、特殊治疗、手术、实验性临床医疗等），应当由患者本人签署同意书。患者不具备完全行为能力时，应当由其法定代理人签字；患者因病无法签字时，应当由其近亲属签字，没有近亲属的，由其关系人签字；为抢救患者，在法定代理人或近亲属、关系人无法及时签字的情况下，可由医疗机构负责人或者被授权的负责人签字。因实施保护性医疗措施不宜向患者说明情况的，应当将有关情况通知患者近亲属，由患者近亲属签署同意书，并及时记录。患者无近亲属的或者患者近亲属无法签署同意书的，由患者的法定代理人或者关系人签署同意书。临床工作中如果不经常采用书面记录的告知方式，就容易产生举证不能，在法庭诉讼中产生不利的结果。当遇到紧急情况必须口头告知时应在实施口头告知时向患者方强调医疗行为结束后，必须共同签署一份文字性说明材料，以证明医务人员面对出现的新情况或紧急情况的处理措施，是在患者方的充分知晓、理解、同意授权的情况下实施的。在实际工作中，更多见于口头告知而没有履行好书面形式导致在纠纷中承担举证不力的法律后果。

2. 侵权行为中的故意与过失的区别

常见的侵权行为分为过失和故意两种形式。在工作中，故意行为非常少见，即使有故意行为存在，根据其损害后果严重程度应移交司法机关处理。护理工作中最常见的是过失侵权行为，法律意义上的护理过失行为是指护士应当预见自己的行为可能造成不良结果，因疏忽大意而没有预见或已有预见而轻信能够避免，造成患者人身过失损害的行为，护士对此应负法律责任。护理过失是因护理人员在护理过程中没有履行应尽的注意义务，从而引起患者生命、身体伤害的心理态度。在护理行为上可以具体表现为违反法律、法规、规章及护理技术操作规范、技术程序、处置原则等。护理过失的形成原因主要是由于护理工作中的责任心不强，未严格执行护理核心制度，违反操作常规和规范所致。如未按要求执行分级护理制度的标准，而没有及时发现病人的病情变化，延误抢救导致病人人身损害或死亡的情形。

过失分为疏忽大意过失和过于自信过失两种。

疏忽大意过失是指在医疗护理事故的发生中，医务人员应当预见到和可以预见到自己的行为可能造成对患者的危害结果，因为疏忽大意而未能预见到；或对于危害患者生命、健康的不当做法，应当做到有效地防范，因为疏忽大意而未能防范，致使危害发生。

过于自信的过失是指行为人虽然预见到自己的行为可能导致患者出现危害结果，但是轻信借助自己的技术、经验或有利的客观条件能够避免，从而导致判断上和行为上的失误，致使对患者的危害结果发生。

3. 作为、不作为与侵权行为

侵权行为由作为侵权行为和不作为侵权行为共同组成。作为，即积极的行为，是指以积极的身体举动实施法律法规所禁止的行为，如抢劫、抢夺等，作为是危害行为的主要形式。不作为，即消极的行为，是指不实施其依法有义务实施的行为，如医务人员以救死扶伤为天职，如果见死不救就是不作为行为。不作为的侵权行为，就是法律上规定有行为的义务而因故意或过失不尽此义务而致人损害的行为，该故意或过失不作为与导致他人损害之间有因果关系时，行为人应对损害结果承担法律责任。

第三节　护理不良事件的处理与防范

　　2010 年 6 月 8 日晚上 6：30，监护室白班和中班护士交接班，交接完两个患者后，I3 床是一位气管插管患者较烦躁，接班护士就忙于处理此患者，而忽略了 I4 床患者的输液情况，仅口头交接患者的病情。当时 I4 床患者一直在胡言乱语，回答不切题，脂肪乳剂针在缓慢静滴中。约过了 20 分，家属从外地出差回来要求到监护室看 I4 床病人，于是值班医生就带家属到病床前，病人家属发现患者下肢胫前浅静脉穿刺处有一块硬结且有较多的渗血，肝素锁与留置针衔接处有松动和渗血，家属当即拿出手机相机拍摄照片。当班护士立即向患者家属道歉，拔除下肢留置针，在上肢静脉重新穿刺，并报告值班医师和护士长，2 天以后，患者药物外渗部位发生坏死，事后家属将此告上法庭，请求给予赔偿。

　　☆此事件是否属于护理不良事件？

　　☆护理过程中违反了哪些规章制度和操作规程？谁应该对患者的损害后果负责？

一、护理不良事件

　　护理不良事件是指在护理过程中发生的、不在计划中的、未预计到的或通常不希望发生的事件，包括患者在住院期间发生的跌倒、用药错误、走失、误吸或窒息、烫伤及其他与患者安全相关的、非正常的护理意外事件。患者安全是医疗卫生系统最为关注的问题，也是护理管理中的重要问题。它包含警告事件、不良事件、未造成后果事件、隐患事件。警告事件指非预期的死亡，或是非疾病自然进展过程中造成永久性丧失。不良事件指在疾病医疗过程中是因诊疗活动而非疾病本身造成的患者机体与功能损害。未造成后果事件指虽然发生了错误事实，但未给患者造成机体与功能任何损害。隐患事件指由于及时发现错误，未形成事实。

二、发生护理不良事件常见原因

　　护理不良事件发生率是护理质量的客观反映数据之一，目前护理人员自身对护理风险意识不足是导致不良事件发生的重要直接因素。发生护理不良事件的常见原因如下。

1. 查对制度不严

　　不认真执行各种查对制度，具体表现在病人身份识别只喊床号，不核对姓名及性别；给患者输错液体或发错口服药物；药物包装相似或药名相似查对不力导致混淆而发生错误；因手术部位、手术方式核对不严格导致手术部位或术式发生错误的不良事件发生。

2. 执行医嘱不严格

　　表现在盲目地执行错误的医嘱如电话医嘱，其违反口头医嘱的规定。未正确执行医嘱如医嘱已做更改，但执行者未能及时发现病人用药剂量的更改而造成医嘱执行错误对病人造成影响。对医嘱执行的时间不严格，包括未服药到口或给药时间拖后或提前，出现错服、漏服、多服药，甚至擅自用药。

3. 药品管理混乱

　　表现在病房二级药品柜几种药品混放，毒麻药品未按国家规定按时清点和交接，定人、定点、定基数、定专柜进行管理。高危药品如胰岛素、10% 浓氯化钠、10% 氯化钾注射药的管理没有高危药品管理标识，与其他注射药品一起混放。需冷藏药品未放冰箱保存等管理失误引起护理不良事件发生。

4. 不严格执行护理核心制度和护理技术操作规程

如不严格执行护理分级制度，表现在不按时巡视病房，观察病情不仔细，静脉注射药液外渗引起局部组织坏死，或病人病情发生恶化而未及时发现；卧床病人压疮发生的风险评估不到位，未按时翻身造成压疮发生；跌倒风险评估不足，防范措施不到位导致病人跌倒造成严重后果等不良事件发生。

5. 临床护理能力不强

缺乏护理经验，对预见性护理潜在风险评估不足，对发生的病情变化不能及时判断和反应，而出现一些如能早期发现即能避免的不良事件发生，如气管插管病人、PICC 导管以及各种引流管引起的非计划性拔管，如能早期预防采取积极防范措施，非计划性拔管可以避免。

6. 护理管理不到位

管理监管、督查、指导未严格执行标准，监管松懈，未实行跟踪检查和指导等致使不良事件发生。

三、护理不良事件的处理流程及上报机制

1. 现场处理

① 积极抢救。不良事件发生时，医护人员应迅速组织抢救患者，力争将伤害降低到最低程度。

② 详细记录。及时、客观、准确、完整地记录事件经过。

③ 妥善保管病历资料及相关用物，以备查验。

④ 稳定患者及家属情绪，及时做好医患沟通。

2. 上报程序

一般不良事件当事人立即口头向科主任和护士长报告，科室 24 小时内上报护理部；若为严重不良事件，当事人除积极向护士长、科主任报告外，6 小时内必须书面向医院主管部门报告。有关部门接到不良事件上报后，应该根据事件的严重程度及时调查处理，并进行成因分析讨论，制定整改方案，组织学习，避免类似事件的再次发生。

《三级综合医院评审标准》2011 年版明确倡导和鼓励主动上报不安全事件，卫生部建立《医疗安全（不良）事件报告系统》，要求医务人员对不良事件报告制度知晓率要达到100％，对不良事件呈报实行非惩罚制度，但若为重大医疗过失则按《重大医疗过失行为和医疗事故报告》规定执行。

知识链接

在 2011 年版《三级综合医院评审标准》中对患者安全管理提出以下管理规范。

（1）确立查对制度，识别患者身份　对就诊患者施行唯一标识管理，在诊疗活动中，严格执行"查对制度"，至少同时使用姓名、年龄两项核对患者身份，确保对正确的患者实施正确的操作，完善关键流程（如门诊、病房、手术室、ICU、产房、新生儿室之间的流程）的患者识别措施，健全转科交接登记制度，使用"腕带"作为识别患者身份的标识，重点是 ICU、新生儿科、手术室、急诊部等部门，以及意识不清患者的抢

救和输血、不同语种语言交流障碍的患者等，特别规定对传染病、药物过敏等特殊患者有识别标志。

　　(2) 确立在特殊情况下医务人员之间有效沟通的程序、步骤　在住院患者的常规诊疗活动中，应以书面方式下达医嘱，在实施紧急抢救的情况下，必要时可口头下达临时医嘱；护理人员应对口头临时医嘱完整重述确认，在执行时双人核查，事后及时补记；接获非书面的患者"危急值"或其他重要的检查结果时，接获者必须规范、完整、准确地记录患者识别信息、检查结果和报告者的信息，复述确认无误后方可提供给医师使用。

　　(3) 确立手术安全核查制度，防止手术患者、手术部位及术式发生错误　择期手术的各项术前检查与评估工作全部完成后方可下达手术医嘱；有手术部位识别标示制度与工作流程；有手术安全核查与手术风险评估制度与工作流程。

　　(4) 执行手卫生规范，落实医院感染控制的基本要求　按照手卫生规范，正确配置有效、便捷的手卫生设备和设施，为执行手卫生提供必需的保障与有效的监管措施；医务人员在临床诊疗活动中应严格遵循手卫生相关要求（手清洁、手消毒、外科洗手操作规程等）。

　　(5) 特殊药物的管理，提高用药安全　对高浓度电解质、易混淆（听似、看似）的药品有严格的贮存要求，并严格执行麻醉药品、精神药品、放射性药品、医疗用毒性药品及药品类易制毒化学品等特殊管理药品的使用与管理规章制度；处方或用药医嘱在转抄和执行时有严格的核对程序，并由转抄和执行者签名确认。

　　(6) 临床危急值报告制度　根据医院实际情况确定"危急值"项目，建立"危急值"管理制度；严格执行"危急值"报告制度与流程。

　　(7) 防范与减少患者跌倒、坠床等意外事件发生　对患者进行跌倒、坠床等风险评估，并采取措施防止意外事件的发生；有患者跌倒、坠床等意外事件报告制度、处理预案与工作流程。

　　(8) 防范与减少患者压疮发生　有压疮风险评估与报告制度，有压疮诊疗及护理规范，实施预防压疮的有效护理措施。

　　(9) 妥善处理医疗安全（不良）事件　有主动报告医疗安全（不良）事件的制度与可执行的工作流程，医务人员要充分了解；有激励措施，鼓励不良事件呈报；将安全信息与医院实际情况结合起来，从医院管理体系、运行机制与规章制度上进行有针对性的持续改进，对重大不安全事件进行原因分析。

　　(10) 患者参与医疗安全　针对患者疾病诊疗，为患者及其近亲属提供相关的健康知识教育，协助患者对诊疗方案做出正确理解与选择；主动邀请患者参与医疗安全活动，如身份识别、手术部位确认、药物使用等。

四、护理不良事件的防范

　　① 在护理活动中，必须严格遵守医疗卫生管理法律、行政法规、部门规章和诊疗护理规范、常规，遵守护理服务职业道德。

　　② 病房要建立护理不良事件登记本，及时据实登记。

　　③ 病房应有防范处理不良事件的预案，预防其发生。

④ 发生不良事件后，要及时评估事件发生后的影响，如实上报，并积极采取挽救和抢救措施，尽量减少或消除不良后果。

⑤ 发生不良事件后，有关的记录、标本、化验结果及相关药品、器械均应妥善保管，不得擅自涂改、销毁。

⑥ 发生不良事件后的报告时间：当事人要立即报告值班医生、护士长、科主任。由护士长当日报告护理部，并交书面报表。

⑦ 认真填写《护理不良事件报告表》。由本人登记发生不良事件的经过，分析原因、后果，以及本人对不良事件的认识和建议。护士长应负责组织对缺陷、事件发生的过程及时调查研究，组织科内讨论。对发生缺陷进行调查，分析整个管理制度、工作流程及层级管理方面存在的问题，确定事件的真实原因并提出改进意见及方案。护士长将讨论结果、改进意见和方案并同报表送交护理部。

⑧ 对发生的护理不良事件，医院护理质量管理委员会对不良事件进行讨论，提出处理及指导意见，造成不良影响的，应做好有关善后工作。对发生原因、影响因素及管理等各个环节应做认真的分析，确定根本原因，及时制定改进措施，并且跟踪改进措施落实情况，定时对病区的安全情况进行研讨，对工作中的薄弱环节制定相关的防范措施。

护理工作中要有效防范护理不良事件的发生，必须严格遵守法律法规、规章制度及操作规程，不断改进工作方法，实现护理质量的持续改进，确保患者安全。2008 年我国出台了《2008 患者十大安全目标》，目的是保证为病人提供安全的医疗护理服务，安全护理是指护理人员在护理工作中要严格遵循护理制度和操作规程，准确无误地执行医嘱，实施护理计划，确保病人在治疗和康复中获得身心安全，2011 年把患者安全管理写进《三级综合医院评审标准》，使对护理不良事件的防范和安全管理更加具体化。

■ 分析与思考

一、案例分析

2011 年 1 月 5 日，62 岁女性患者李某，因反复"发热 1 月余，胸骨疼痛加重半月"入院。有青霉素过敏史。1 月 18 日经骨髓穿刺活检以及结合临床表现诊断为急性粒细胞性白血病。后患者病情逐渐加重，出现消化道出血、肺部感染。同年 1 月 28 日，患者出现双下肢浮肿、少尿等肾功能衰竭症状。同年 1 月 30 日下午 3 时 10 分，值班护士错将邻床"铃兰欣"当做该病人的"新福欣"给病人进行补液治疗，约 20 分钟后被家属发现而报告护士撤换药物。同年 2 月 6 日，患者呈浅昏迷状态，2 月 10 日呈深昏迷状态，2 月 12 日下午 2 时 20 分，被宣告临床死亡。死亡诊断为急性粒细胞性白血病，合并多脏器衰竭。患者死亡当日，患者家属对患者的死因有异议，但不同意进行尸体解剖，在病历中注明对 1 月 30 日用错药物事故保留追究权利。随后，患者家属要求该医院作出解释和赔偿，医院书面答复，对吊错针引起家属的不安表示了歉意，同时认为本事件不构成医疗事故。

分析意见：

医疗事故鉴定委员会意见：医院违反卫生部制定的《医院工作制度》第二十八条第一款第二项规定，错将"铃兰欣"当做"新福欣"加入病人的补液中，而且在病历中未做如实记录。患者被错用"铃兰欣"后并未出现过敏反应的症状与体征。医方过失与患者的死亡无因果关系。

问题：本病例属于医疗事故吗？医方有无责任？

二、问答题

1. 护理工作中常见的法律问题有哪些？

2. 护理工作中常见的侵权行为有哪些？

3. 发生护理不良事件的常见原因有哪些？

第七章

护理工作中病人权利侵害与保护

医疗事故、护患纠纷等法律问题的出现，除了护士责任心不强、操作不规范等主观原因外，还有很多是由于部分医护人员对于自身权利义务、病人及其家属权利义务不明确造成的。病人及其家属保护自身权益的意识越来越强，也对医护人员提出了更高的要求。

第一节　护士对病人权利的侵害

2002 年 3 月 11 日晚上，刘华东夫妇带着不小心被开水烫伤的孩子就医。不到 15 分钟赶到了某市第一医院急诊，因未带两万元钱，医院拒绝接诊。随后从朋友处借得 5000 元，夫妇俩赶到了市建工医院。建工医院以医院没有烧伤科，推荐他们去省人民医院。在省人民医院，夫妇俩得到的答复是医院没有床位，他们如果对孩子做简单包扎，到别的医院还得拆开，让他们再找医院。接着赶到距省人民医院 10 多公里的某医科大学附属医院，依然没有床位。值班医生开了个条子，让他们到某军区总医院。奔波几十公里，跑过 4 家坐落在某市不同方位的医院后，孩子烫伤已经 4 个多小时了。到军区总医院时，孩子奄奄一息，最终于凌晨 4 时 20 分严重脱水，休克死亡。

——摘自 2003 年 3 月 12 日《人民日报》

☆该案中，医院是否应承担法律责任？

☆患者哪些权利受到了侵害？

护士的基本任务是"促进健康、维持健康、恢复健康、减轻痛苦"，临床大多数护士都是以此作为工作准则维护病人的权利。但由于护理人力匮乏、护士对病人权益认识不足等原因，护士不自觉间也会侵犯病人的权利。随着社会的发展，病人越来越注意自身权益的保护，作为护士应该知道自己哪些行为将侵犯病人的权利，从而避免此类行为。

一、侵犯病人享受医疗的权利

《中华人民共和国宪法》第四十五条规定："中华人民共和国公民在年老、疾病或者丧失劳动能力的情况下，有从国家和社会获得物质帮助的权利。"《中华人民共和国执业医师法》第二十四条规定："对急危患者，医师应当采取紧急措施进行诊治；不得拒绝急救处置。"从中可以看出病人有享受医疗的权利，医院不能因为病人无力支付医疗费用等原因而拒病人于院外。

临床工作中护士独自拒绝、抛弃病人的情形比较少见，如果有也是和其他工作人员一起实施了这样的行为，这是对病人享受医疗权利的侵犯，严重情况下还会侵犯病人的生命健康权。

二、侵犯病人生命、身体、健康权

公民的生命权、身体权和健康权是受我国宪法、民法及其他法律保护的。生命权、身体权和健康权这三项权利是相互联系的。护士工作中不遵守操作规程、工作不尽心尽责、技术不精，甚至故意违反法律法规规定都可能会侵犯病人的这三项权利。如不严格"三查七对"给病人输错血、发错药导致病人死亡；不按照要求观察病情变化，延误治疗时机等。

需要注意的是护理宏观管理的问题也会侵犯病人这些权利，例如医院使用无资质护士或黑护工。由于我国护理人员严重紧缺，很多医院让尚未取得护士执业证书的护理人员单独值班，有些医院为了节约成本，雇佣许多没有经过培训的护工护理病人，这些不仅导致护理服务质量下降，严重的是无资质护士和护工由于经验不足、技术水平低下，不能及时发现病情，以致延误治疗，最终造成严重后果。

三、侵犯病人知情同意权

护士在对病人进行各项治疗和护理时都应做好解释工作，征求患者本人或家属同意。在一些情况下患者对某些护理措施可能不理解进而不同意实施该项操作，护士应反复向患者说明、解释，如果病人或家属不接受护理措施，护士应尊重病人或家属的意见并以文字形式记录。未经病人或家属同意，或病人、家属在未完全理解护士说明情况下做出同意都属于侵犯病人知情同意权。

四、侵犯病人身体自由权

临床上一些疾病在病情发展过程中病人可能出现烦躁不安等情况，严重者将危及病人健康、生命，如全麻术后病人在麻醉恢复期间可能拔除导管、呼吸机等，破伤风病人发作期间可能坠床、咬伤自己等，因此出于安全需要，护理人员必须对病人进行适当约束，这些都不属于对病人身体自由权的侵犯。如果需要约束病人的原因消失，护士仍然约束病人，或者为防止病人逃费限制病人出院，就侵犯了病人的人身自由权。

五、侵犯病人隐私权

隐私是一个人不允许他人随意侵入的属于个人信息控制部分的领域，是个人对自己身体、生活、精神独处的享有。随着社会发展，病人越来越注意隐私权保护。护理工作性质决定了护理人员和病人接触最多，最可能了解病人隐私。《护士条例》第十八条规定："护士应当尊重、关心、爱护患者，保护患者的隐私。"

> **知识链接**
>
> 隐私范围包括：(1) 个人生活安宁权；(2) 个人生活情报保密权：如姓名、身高、体重、病历、身体缺陷、健康状况、生活经历、财产状况、婚恋、家庭、社会关系、嗜好、信仰等；(3) 个人通信秘密权：如信件、电话号码、E-mail 地址；(4) 个人隐私利用权。

医务人员什么情况下会侵犯病人隐私呢？一些观点认为是否侵犯隐私权要从以下几方面来看：一是侵犯隐私权的方式应是未经公民同意或授权而披露、传播、窃取他人的个人隐私事项；二是披露传播范围应是受害人以外的社会群体；三是不属于行为人职权或工作范围内的善意陈述。因此医务人员因诊疗需要暴露病人隐秘部位不构成侵权。

有观点认为病人隐私不同于公民隐私，包括三个方面。一是病人私人信息，如病因、病历资料、生理方面、经济状况、个人历史、性生活方面信息等。二是私人空间，病人私人空间主要是指病人接受医疗服务时因诊疗需要暴露个人隐私的空间场所，如检查室、手术室、住院病房等；三是私人活动，如接待家属探视、接听电话等。护士最可能侵犯病人前两种隐私权。

1. 侵犯病人私人信息保密权利

医学领域较其他领域更多涉及病人的私人信息，特别是身体隐私信息，虽然病人知道看病要暴露隐私部位，但都存在不同程度的情绪及心理变化，绝大多数病人认为暴露身体隐私部位有一种被迫和无奈的感觉。由于受文化层次及传统社会观念的影响，有的病人对身体隐秘部位在心理上格外敏感。具体来讲护士侵犯病人私人信息方面隐私权有如下表现。

（1）公开谈论病人入院的病因、病历资料、生理缺陷、经济收入、家庭史、遗传病史、性生活方面的非法同居、堕胎等病人不愿公开的信息。

（2）暴露病人身体隐私部位时不注意方法，如暴露病人之前不进行解释，简单粗暴地让病人暴露身体；过多、过久地暴露病人；除必要工作人员之外，让病人在他人面前暴露等。

（3）把病人的电话号码、E-mail、家庭地址、嗜好等泄漏或出卖给企业、商人、新闻机构等。

2. 侵犯病人私人空间

病人在诊室、检查室、手术室、病房等地方要告诉工作人员其病史、暴露身体隐私部位等，并且希望在看病接受检查过程中不受其他无关人员的干扰。由于我国医疗资源的紧缺以及传统观念影响，我们对病人私人空间保护不够重视，经常出现侵犯病人隐私权的情况。如诊室门敞开，一个病人看病，几个病人在旁候诊围观；诊室内隔帘、屏风残缺不全，病人接受检查暴露在众人面前；不给胸透病人准备必要更换衣物，病人必须暴露身体进行透视；给病人灌肠、导尿没有屏风遮挡；男女病人在同一注射室接受治疗；工作人员进出病人已暴露的手术间；实习学生、进修人员跟老师见习一个病人的情况等。

六、侵犯病人财产权

病人到医院看病接受医疗服务，相应的要付给医疗机构费用，这是其应尽的义务。如果医疗机构采取不恰当手段、巧立名目多收取病人钱物，则属于侵犯病人财产权。临床工作中护士不及时处理要停止的医嘱，故意延长病人进行某一项治疗的时间；或病人已经停止进行某一项治疗，而不提醒医生停止医嘱；书写不规范导致病人以其他标准付费等都属于侵权行为。

第二节　病人权利保护

杨××从1994年3月25日开始发烧，在其他医院医治无效的情况下，于同年4月1日在×医院急诊后住进该院，樊××为其主治医师。对杨××的初诊结果为：（1）发烧待查：①上呼吸道感染；②出血热待排；（2）急性左心衰；（3）早期肝硬化。

杨××入院后因高烧数日不退被报病危。4月6日，四医大生化教研室和×医院对杨××的血样分别进行了HIV-DNA检测，结果为阳性。依据此结果，经诊断分析，排除了患者是出血热、伤寒等及血液系统疾病的可能后，诊断结论为：怀疑艾滋病病毒感染。按照有关艾滋病防治的规定，×医院对杨××实行了隔离治疗，并向西安市新城区卫生防疫站报送了传染病报告卡，在该报告卡"艾滋病"一栏内填写了"√"号。同日下午，因杨××处于高烧不退、病情危重的状态，由樊××向杨××所在单位的有关领导及杨××的亲属通报了该结果，并要求他们对此保密。

卫生防疫站在收到×医院的艾滋病例报告后，对杨××又做了血样检测，结果 PA 为阴性，等于否定了×医院的结论。由于双方检测结果不一致，双方经协商后将杨××的血样于 4 月 9 日送至中国预防医学科学院艾滋病检测中心检测，但经过十余天未见结果。4 月 21 日，×医院又将杨××的血样送往中国人民解放军军事医学科学院艾滋病检测实验室。4 月 22 日，×医院收到中国预防医学科学院艾滋病检测中心的电传结果报告单，报告结果为 HIV 抗体为阴性。但此报告单与国家卫生部印制使用的统一格式的报告单不同，报告单上既无被检人姓名，也无检验人签名。4 月 25 日，×医院收到中国人民解放军军事医学科学院艾滋病检测实验室的确认报告：P15/17 抗体阳性；怀疑 HIV-1 感染，建议复查。

1994 年 5 月 14 日，杨××出院。其出院结论为：（1）发热待查，不能排除艾滋病病毒感染；（2）急性左心衰治愈；（3）呼吸衰竭治愈；（4）消化道出血治愈；（5）慢性乙肝好转。

另外，杨××所在单位的有关领导在接到×医院的病情通报后，即在职工大会上通报了杨××的病情，引起单位职工的恐慌。单位经与×医院联系，×医院于 1994 年 4 月 7 日派人对曾探视和护理过杨××的人员以及杨××的妻子等 75 人进行了血液检查。1994 年 6 月 10 日，×医院向西安市新城区卫生防疫站又报送了传染病报告卡订正卡，注明杨××的病名应订正为"发热待查"。

☆上述案例中，×医院和主治医师樊××是否侵犯了杨××的名誉权？为什么？

保护病人权利是护理人员的天职，如何保护病人权利也是护理工作者关注的。护士在保护病人权利时要以主动保护为主，被动保护为辅。主动保护就是要求护士日常工作中要严格遵守各种法规、以高度责任心认真完成各项工作，防止意外发生；被动保护就是要求护士在发生侵犯病人权利的行为时，采取措施减少病人损失，寻求补偿行为。

一、完善各种立法

目前我国医疗方面法律尚不完善、不具体，病人某些权利还停留在理论层面，缺乏现实法律支撑，使得护理工作有时无章可循，如在我国法律对病人隐私权没有明确规范，护士就不知哪些行为会侵犯病人隐私权。另外我国护理方面立法比较滞后，和护士有关的法律仅有《护士条例》、《医院工作人员职责》，随着护理事业发展，护理工作中出现许多新情况、新问题，这些都需要立法解决。

二、护理人员要加强法律知识学习

护理工作是临床医疗工作重要组成部分，医疗工作不仅关系着病人的生命、健康，还关系着病人的财产等，生命、健康、财产都是公民基本权利，为维护公民的合法权利，国家制定各种法律、法规等。作为一名合格的医务工作者，护理人员不仅要精通业务，还应该学习和医疗护理工作相关的法律知识，增强法律观念，依法执业。

三、护理人员要提高道德修养

道德是人们关于善与恶、正义与非正义、公正与偏私、光荣与耻辱等观念以及同这些观念相适应的由社会舆论、传统习惯和内心信念来保证实施的行为规范的总和。和法律不同，道德强调人们自觉遵守社会规范。护理伦理道德是护士在长期的临床工作中自觉地把伦理学知识应用于护理工作中并遵循的行为准则。良好道德修养的护理人员在工作中具有高度的责任心，能主动、自觉、认真地履行工作职责，遵守法律、法规，以追求病人利益最大化为目标。随着社会发展，人类疾病谱发生根本变化，人们对医疗服务质量有了更高的要求，护理工作者所担负的责任和使命更加艰巨，社会对护士的道德修养提出新的要求，因此广大护理工作者应该提高职业道德修养，树立良好形象，认真履行"促进健康、预防疾病、恢复健康及减轻痛苦"的行为准则。

四、护理人员要认真执行各项规章制度和操作规程

医疗护理规章制度和操作规程是在总结以往科学和技术成果的基础上，对医疗护理操作过程所作的规范，是护理人员日常护理工作参照的技术标准，具有具体、可操作性强、程序化等特点，如三查七对制度、无菌技术操作方法、静脉注射法等。为保证护理工作顺利进行，提高护理工作质量，每一位护士都应当严格遵守这些规章制度和操作规程。

五、护理人员要提高理论知识和操作能力

没有丰富的理论知识，护士将盲目地执行医嘱，完成临床工作；没有较强的操作技能，病人将遭受大的痛苦，因此一名合格护士不仅要有良好的职业修养，还要有丰富的理论知识和扎实的操作能力。在临床工作中护士要不断学习，更新知识，对每项治疗、护理措施不仅要知其然，还要知其所以然。要加强技术练兵，熟练掌握操作技能，顺利完成护理工作。

六、加强护理管理

护理管理是护理工作顺利进行的保障。管理者要注意规范化管理，合理配置使用工作人员，制定各种规章制度，防范护理风险，加强护理安全。

七、护理人员要具有实事求是的态度

临床工作是千变万化的，即使对病人进行及时治疗、护理，也难免出现意外情况，加上护理人员短缺、护理工作量大等原因，护士在工作中可能会出现护理差错、事故等，遇到这种情况，护士应采取实事求是的态度，积极采取补救措施，减少对病人的损害。

八、护理人员要善于通过调查分析研究病人需要

随着社会发展，病人对自身权利保护有了新的认识和要求，护理工作者应当调查研究病人需要，了解其对权利保护的需求，用研究结果指导护理工作。

第三节 护士在保护病人权利中的困境

在医患关系格外对立的当下，身处矛盾最前沿的护士，一面承受着体力和精神的高度疲惫，另一方面其形象和价值则受到了普遍的低估和误读。卫生部门调查显示，逾五成护士深感其职业价值不被社会认同，近七成人认为其付出与收入不成比例，76.6%的人有被病人误会的经历。

上海护理质量控制中心调查显示，目前全市共有近6万名护士，近年来流失率约10%，

而其中尤以二级医院流失最为严重，70 所医院共流失 3200 多名护士。

收入低更直面医患冲突、工作压力大、职业认同感弱是导致"护士荒"的主要原因。

☆ 护士和病人及其家属之间产生矛盾的根源是什么？

☆ 护士为什么会出现左右为难的情况？应如何解决？

病人权利是多方面的，权利之间是相互联系的，大多数时候护士维护其中一项权利，相应地就维护了其他权利，如维护病人健康权、身体权就会维护病人生命权。但有时候也会出现这种情况，护士维护病人一种权利可能影响病人其他权利或其他病人权利，让护士左右为难。

一、知情权与保护性医疗的矛盾

病人知情权是指病人在医疗机构就诊的过程中，有了解自己病情、医生将要采取的治疗措施以及可能面临风险的权利。保护病人知情权就要求医务工作者对患者进行告知。然而我们知道由于受医疗技术条件限制，一些疾病如恶性肿瘤还没有被人类攻克，如果充分告诉病人其病情，病人将会面临更大痛苦，产生极大心理负担，进而采取放弃治疗、自杀等行为。

保护性医疗制度是指在特殊情况下为了避免对病人产生不利结果，向病人隐瞒部分病情的一种医疗制度。目的是让患者身体和精神完全处于轻松环境中接受治疗护理，提高病人生活质量。由于人们对肿瘤等的恐惧感和绝望感依然存在，社会对保护性医疗制度需求仍然非常强烈，《中华人民共和国执业医师法》、《医疗事故处理条例》和《医疗机构管理条例实施细则》都有相应规定，要求医生、医疗机构在医疗告知时避免对病人产生不良后果，可见保护性医疗制度是我国法律明确规定的法律制度。

实行告知制度又实行保护性医疗制度，就使得护士面临两难境地。因为每个病人的心理承受能力是不同的，护士在实行告知前有时无法预知告知后果。不提供信息会侵犯病人知情权，提供信息可能会侵犯病人生命健康权。

一项针对癌症患者的调查显示 93％的病人愿意被告知病情。另一项针对恶性肿瘤家属的调查显示 97.7％家属愿意采取不同程度的保密措施，可见现实状况并不是大多数病人要求实施保护医疗制度，而是家属出于对病人的关怀要求医院不告诉病人真实情况。但这并不意味着护士可以告诉那些愿意知道自己病情的病人其各方面情况，因为一旦出现不好结局，家属可能会因此将医院告上法院。

二、知情同意与病人认知水平的矛盾

知情同意权要求护理人员向病人解释治疗措施、不良后果等，某些操作还要取得病人签字。虽然取得病人签字，但在诉讼中病人常以不懂、被迫或其他理由予以否认，法庭也以双方医疗知识不对等而否认合约的有效性。

从根本上讲，医患之间永远不可能达到专业知识的对等，因此护理人员如何告知才能达到法律要求的有效性是一个值得思考的问题。美国有 3 个标准来判断医生的说明是否足够。

(1) 理性医生标准。

(2) 理性病人标准。

(3) 具体病人标准。

我国法律目前对此没有相应规定。在我国没有相应标准的情况下，护理人员需要面临的是如何让不同认知水平的患者充分理解护理告知内容，我们建议除了提供信息要通俗易懂外，还要尽量全面，这样才能避免护理纠纷。

三、无因管理与侵权的矛盾

无因管理就是指没有法定和约定的义务，为避免他人利益受损失，自愿管理他人事物或为他人提供服务的行为。无因管理符合社会主义助人为乐的道德标准。在临床工作中经常会出现护士认为自己做好事但病人却不领情的情况，如护士看见病人不在病房，而床上有钱、手机等贵重物品，于是好心把物品放入床头柜；或者护士认为病人床头桌东西放置零乱而把病人东西放置到床头桌内。病人认为护士这些行为侵犯他的隐私权和物品处置权，而护士认为这样做是为病人利益着想。这就是无因管理与侵权的矛盾，如何平衡这种矛盾需要护理管理者的思考。

四、病人知情同意与家属代理同意的矛盾

家属代理同意是指当病人缺乏作决定的自主能力而又涉及病人治疗、护理措施的选择或决定时，在护士向病人和家属说明有关情况后由家属为病人做出同意或不同意这种治疗的决定。家属代理同意是知情同意的一种特殊形式，家属代理同意主要针对缺乏自主能力的未成年人、智力障碍者。

但实际工作中，家属代理同意也扩大到有完全民事行为能力的病人，这种情况和两方面原因有关。一是和我国父权思想有关，家属往往超越病人替病人做出决定，而护士也把家属决定置于病人之上。二是病人过分依赖家属，主动放弃自己的同意权。随着法律制度的健全，护理人员应该慎重对待有民事行为能力病人的家属越权行使代理同意的问题，如果病人放弃自己同意权，最好要有病人的委托授权书。

五、病人自主权与对工作人员依赖的矛盾

病人自主权是指工作人员向病人解释治疗措施、不良后果后，病人自主决定接受或不接受治疗方案。实际工作中会出现病人让工作人员替其做决定或完全听从工作人员建议的情况，即病人放弃自主决定权。对于某些特殊文化背景的病人来说，如果护士反复征求其意见并让其作决定，病人可能会认为护士工作能力太差，对工作人员产生不信任感。这就产生病人自主权与过度依赖工作人员的矛盾。

需要提醒的是如果护士替病人作决定且没有相应证据，将会在未来诉讼中处于被动地位，因此护士应该说服病人自己行使决定权。

六、病人隐私权保护与他人知情权的矛盾

隐私权是指自然人享有的对其个人的、与公共利益无关的个人信息、隐私等支配权、保密权等。保护病人隐私权要求护士不得泄漏病人隐私，如不能泄漏艾滋病病人的姓名、地址等，对此我国法律有相应规定。但是有些病人隐私却和他人健康利益密切相关，如艾滋病病人配偶在不知情情况下可能会被传，乙肝病人室友可能和病人交换食物等，2003 年非典流行期间非典确诊病人和疑似病人的同事、邻居可能被感染等。在这种情况下，病人个人隐私就与他人利益产生矛盾，一方面病人不愿让别人知道自己患有某种疾病，另一方面，为保护别人健康需要必须公布患者相关信息。什么情况下可以公布病人隐私而保护他人利益我国法律并无详细规定，所以导致护士可能面临两种权利保护的冲突。

七、充分保护病人权利与护理人力匮乏的矛盾

目前许多医院的病床与护士比、医护比都低于国家规定，护理人员缺乏。整体护理和老年护理使得护理工作更加繁忙，而有些医院为减员增效，削减护士数量，这无疑加剧了人力匮乏现状。由于配置不足，护理人员工作量大大增加，常不能及时完成各种治疗、护理，甚至造成抢救延误等。为弥补护理人员不足，有些医院使用无资质护工从事临床工作。这些都会导致病人权利无法充分被保护，引起护患纠纷。

八、护理告知与医疗告知内容界定不清的矛盾

卫生部 1982 年修订的《医院工作制度》中第十二条规定："医务人员要主动、热情地接待住院病员，介绍住院规则及病房有关制度。"第四十条规定了手术签字制度，因此《医院工作制度》被认为是我国病人知情同意权的萌芽。以后公布的《医院工作制度的补充规定》、《医疗机构管理条例》、《中华人民共和国执业医师法》、《医疗事故处理条例》进一步明确医疗机构和医生要对病人进行告知，确保病人知情权的实现。

病人知情权内容包罗万象，哪些内容应该由护士告知，哪些内容应该由医生告知，目前我国法律法规对此并无相关规定。因此常常出现医疗告知和护理告知内容重叠现象，如护士和医生都对病人进行出院指导。如果双方告知不一致，将导致病人无所适从，而大多数情况下，病人会相信医生告知内容。正因为护理告知与医疗告知内容界定不清，护士往往会依赖医生，由此引起医疗纠纷，便会相互推诿。

九、保护病人知情同意权、隐私权与教学活动的矛盾

病人往往希望得到高质量的护理服务，如熟练的操作、耐心周到的解释等，因此他们希望有经验的护士为其实施操作。由于客观原因，护理专业实习学生的操作技能不可能一下子那么熟练，需要在护理工作实践中不断提高与发展，这就产生学生实践与病人权利保护的矛盾。如果从保护病人同意权和隐私权角度出发，应该询问病人能否允许学生给其做操作，但大多数病人都会采取拒绝态度，这必然影响学生实习质量。而如果不征求病人意见，将会侵犯病人知情同意权和隐私权，这方面已有相关诉讼报道。

第四节　护 理 告 知

案例一：患者，男，62 岁；上腹部手术术后第三天，发现"咳痰困难、呼吸窘迫"，值班护士未及时向医师报告病情，仅予坐位、拍背；约 5 分钟后，患者面色青紫、大汗淋漓，予吸氧；20 分钟后，心跳呼吸骤停，经值班医师抢救无效，死亡。

案例二：双胞胎早产儿，出生后不久出现"面红、呼吸急促、一级颅内出血等症状"；予暖箱保暖、面罩吸氧一周；出院医嘱"复诊"；六个月后，两患儿双眼失明；《新生儿学》"早产儿供氧勿常规使用（原则上不超过 3 天），仅在呼吸困难时才给予吸氧，吸氧时间过长易致视力障碍。"《新生儿护理常规》：曾吸氧的早产儿应当进行定期眼科检查，首次检查为出生后 4～6 周内。

☆ 上述两个案例共同违反了护理的什么原则？

☆ 医院和医护人员因告知不明确造成损害后果的应承担什么责任？

知情同意权是病人一项主要权利，包括知情权和同意权两部分，其中知情权是同意权的基础。现代社会越来越强调病人知情同意权的保护，《中华人民共和国执业医师法》、《医疗事故处理条例》、《医疗机构管理条例》等法律、法规中都有明确规定。告知是维护病人知情同意权的重要手段。护理工作是医疗机构工作的重要组成部分，护士经常要给病人实施各种操作，其中部分操作具有创伤性和试验性等特点，而随着社会的发展，病人不再被动地接受服务，要了解护理操作的目的、并发症等。这就要求护士及时和病人进行沟通，告知病人其应该了解和想了解的事项。

一、护理告知的概念和意义

1. 护理告知的概念

护理告知是指从患者入院到出院或死亡的整个过程中，护士有义务向患者及其家属介绍、说明及讲解护理程序、护理操作的目的及注意事项、可能发生的不良后果，并解答患者对疾病的咨询，给予患者专业技术指导。

2. 护理告知的意义

护士通过告知让病人了解医院的规章制度、检查的注意事项、治疗的配合等，可以满足病人对医学知识的需要，帮助病人克服了新环境和知识缺乏带来的恐惧感，使病人以最佳心理状态接受治疗，这符合新的护理模式的需要。另外主动的护理告知能使病人对护理人员产生信赖感，有助于改善护患关系，减少护患纠纷。

二、护理告知的形式

从处理医疗事故纠纷的实践及自我保护的角度来讲，保留告知证据是十分必要的，在这方面有很多医院已经开始实施。但我们知道护理工作量非常大，有些操作具有反复性和经常性特点，如果所有告知内容都以书面形式来进行，势必增加医疗成本及护士的工作负担，因此根据护理工作的复杂性、经常性等特点，护士可采取以下的告知形式。

1. 书面告知

书面形式的告知能证明护士确实为病人实施了告知，如果是某些有创操作，还能证明病人同意护士进行该项操作，成为法庭抗辩必不可少的证据。哪些内容需要书面告知目前法律、法规并没有具体规定，实践中各医疗机构的规定也不尽相同，有人建议尽量扩大书面告知范围。

根据告知内容是针对群体还是个体，我们可采取一般书面告知和特殊书面告知两种形式。

（1）一般告知　针对一个医院或一个科室所有病人可能遇到的问题而进行的告知，如有的医院推出的"告病人书"（包括医院作息制度、请假制度、病人权利、如何解决医患纠纷等）以及大多数科室制作的病种介绍、治疗方法、治疗护理配合等资料。这种告知具有受众范围广、节省人力的特点，缺点是告知效果可因病人文化程度不同而不同。

（2）特殊告知　在进行某项特殊护理操作前（如 PICC），需要病人及其家属理解、同意并签字确认的告知。随着护士法律意识增强而呈增加趋势。这种告知形式往往针对的是个体，针对性强，经过护士充分解释，告知效果好，但比较耗费人力。

2. 口头告知

对一些操作简单、并发症少或无并发症的治疗、护理、检查等，可以用口头的形式向病人或家属解释或征得其同意。如周围静脉输液、常规肌肉注射、留置导尿等。和书面告知相比较，口头告知具有经常、灵活等特点，但是不能成为法庭抗辩必需的证据，除非有第三人在场。

三、护理告知的范围和内容

哪些医疗行为应该由护士告知，哪些医疗行为应该由医生告知；每一项医疗行为中哪些内容应该由护士告知，哪些内容应该由医生告知；具体到一种护理行为，护士应该告知病人什么内容，目前我国法律法规对此并无相关规定，有关这一方面文献报道也较少。因此常常出现医疗告知和护理告知内容重叠现象，如果双方告知不一致，将导致病人无所适从，而大多数情况下，病人会相信医生告知内容。医疗告知和护理告知不可避免地会有一些交叉和重叠，但我们认为最好还是从法律角度加以明确比较好。目前临床护士做得较多的告知有以下内容。

1. 病人入院和出院的护理告知

入院时病人面临一个陌生的环境，需要面对不同医生、护士、病人，对未来的住院生活怀着忐忑不安的心情，急需要了解病房、工作人员、病友等；出院时病人要回归家庭、社会，希望了解如何康复、保健等知识。入院和出院的护理告知将解决病人这一方面的问题。

（1）入院告知的内容

① 一般患者的告知内容：介绍病区环境、规章制度、负责医生、护士的姓名、科主任、护士长的姓名以及科主任查房时间，了解患者身心需要，耐心听取并解答患者及家属的询问，把相关内容向患者及家属说明并得到患者同意方可执行。

② 危重患者、急症患者的入院告知内容：急症患者进入病室，情况较急，应以抢救为主。立即测量生命体征，积极配合医生抢救。护士根据病情及时给予吸氧、吸痰、止血，对家属及其护送人员口头告知病情变化及用药治疗、护理方面等情况。需要特别护理时告知家属特别护理的原因及目的，取得家属同意。

（2）出院告知的内容　出院前向患者讲解如何办理出院手续，医生决定患者出院的日期，通知家属做好准备，做出院指导，交代康复注意事项。

2. 操作的护理告知

有人把护理操作告知分为生活护理告知、治疗护理告知、留取检验标本告知三种，其中治疗护理告知又分为一般治疗护理告知和特殊护理操作告知。而相关法规并无一般护理操作和特殊护理操作定义，因此本文不采用以上分类方法，而一并进行阐述。

护士给病人进行操作时，要告诉病人为什么要实施该项操作、操作过程是什么、病人应如何配合，操作结束后要告诉病人可能会出现哪些不良反应、病人如何与工作人员联系等。有关护理操作告知内容，各种基础护理学教材及专科护理教材有相应描述，本书在此不再阐述。

3. 检查的护理告知

检查是诊断疾病、观察病人病情发展、提供进一步治疗依据、判断预后等必不可少的措施。临床上每一项检查对病人来说都可能是未知的，特别是一些有创检查还会导致病人产生焦虑和恐惧心理，并且大多数检查都需要病人进行相应准备和配合。检查前的护理告知就是要让病人了解检查目的、会对病人带来哪些痛苦、病人要做哪些准备工作、如何配合等，如进行 B 超检查要告知病人禁食 12 小时、禁水 4 小时。检查后的护理告知就是要让病人了解检查会产生什么不良反应、病人如何自我观察、如何配合进一步治疗和护理，如对进行经皮肝穿刺胆道造影的病人，要告诉其卧床 4～6 小时，如有腹痛、发热要及时通知工作人员等。

4. 手术护理告知

手术前护理告知除了检查告知、操作告知外，还包括其他方面，如嘱咐病人术前禁食水、更衣、进入监护室需要携带的物品等。术后护理主要告知病人如何进行活动、进食、深呼吸、咳嗽等。

四、护理告知技巧

护理告知内容对多数病人而言是能够理解和承受的，但由于病人文化水平及心理承受能力的不同，有些病人不能完全理解告知内容，一些告知内容可能超出病人心理承受能力，对病人产生恶性刺激。如何做到既让病人理解告知内容，保护病人知情权，又避免对病人伤害，是每一个护士要面临的难题。

语言是护理告知采用的主要工具，有关沟通交流课程中有如何运用语言达到良好的告知效果的内容，本文在此不再详述。

知识链接

护理告知要注意以下几点。
① 考虑被告知对象的文化背景，采用通俗易懂的语言。
② 选择恰当的时间、地点、场合，取得良好告知效果。
③ 如果告知对象为病人家属，注意不要泄漏病人隐私。
④ 遵循保护性医疗原则，避免伤害病人情形的发生。

五、特殊情况的告知

《医疗事故处理条例》第十一条规定，在医疗活动中，医疗机构及其医务人员应当将患者病情、医疗措施、医疗风险等如实告知患者，及时解答其咨询。从中可以看出患者本人是知情权的主体，但病人能否理解告知内容则和病人的年龄、精神状态、心理承受能力等有关，因此对于不具备完全民事行为能力的病人、昏迷病人、恶性疾病等要采取特殊告知。

1. 不具备完全民事行为能力病人的告知

不具备完全民事行为能力包括限制民事行为能力和无民事行为能力。我国民法通则规定，10 周岁以上未成年人和不能完全辨别自己行为的精神病人是限制行为能力人，他们可以进行与其年龄、智力、精神健康状况相适应的民事活动；不满 10 周岁的未成年人和不能辨别自己行为的精神病人是无民事行为能力人，由其法定代理人代理民事活动。有人认为病人行使知情权必须具备 3 个条件：完全民事行为能力、神志思维正常、有一定判断能力，即认为不具备完全民事行为能力的病人没有知情权。本书认为知情权和同意权不同，同意权主体必须具备上述 3 个条件，而知情权则不必。我们可以让限制民事行为能力病人享有知情权，但不给予其同意权，即可以对这类病人进行护理告知；而对于无民事行为能力的病人，则由其法定代理人行使知情权。

2. 昏迷病人的告知

昏迷病人由于其判断能力的丧失，暂时无法行使知情权。对于有家属的昏迷病人，护理告知对象为家属，同时家属还可以行使同意权；对于没有家属的病人，则不牵涉告知问题，至于同意权，法律规定医疗机构如果实施抢救生命的措施，即使没有得到病人和家属同意也是合法的（当然要经过医院主管领导同意）。随着病人意识恢复，护士要根据病人情况适当进行告知。

3. 恶性疾病病人的告知

恶性肿瘤等疾病短时间无法治愈。对于心理脆弱的病人，如果将病情、预后等如实告诉病人，可能产生消极影响，甚至导致自杀等。对于这类病人，则尽量不告知病人，或逐渐告知。对于心理承受能力强的病人，则可将真实情况告诉病人，取得其配合。

■ 分析与思考

一、选择题

1. 患者，男性，28 岁。因车祸受重伤后被送往医院急救，因身上未带现金，医生拒绝为病人办理住院手续，当病人家属送来钱时，已错过了抢救时机，病人最终死亡。上述医生的行为违背了病人的（　　　）。

　　A. 基本的医疗权　　　　B. 生命、身体、健康权　　　　C. 知情同意权

　　D. 隐私保密权　　　　　E. 参与治疗权

（2、3 题共用题干）

患者女性，20 岁，未婚，因子宫出血过多住院。病人主诉子宫出血与月经有关，以前也发生过类似的情况，医生按照其主诉实施相应的治疗。一位正在妇科实习的护生和病人年龄相仿，很谈得来，成为无话不谈的好朋友。在一次聊天中谈及病情时，病人说这次子宫异常出血是因为服用了流产药物，但她并没有对医生讲，并要求这位护生替她保密。

2. 实习护生知道上述情况后偷偷地告诉了自己的同学，这种行为侵犯了病人的（　　　）。

　　A. 基本的医疗权　　　　B. 生命、身体、健康权　　　　C. 知情同意权

　　D. 隐私保密权　　　　　E. 参与治疗权

3. 根据上述描述，实习护生应（　　　）。

　　A. 替病人保密，不将病人真实情况告诉医生

　　B. 替病人保密，因为上述信息不会威胁到病人的生命

　　C. 拒绝为病人保密，直接告诉医生

　　D. 说服病人将真实情况告诉医生，但一定要替病人保密

　　E. 尊重病人的决定，因为了解病史是医生的事，与护士无关

4. 保守病人的秘密，其实质是（或体现了什么原则）（　　　）。

　　A. 尊重患者自主　　　　B. 不伤害患者自尊　　　　C. 保护患者隐私

　　D. 医患双方平等　　　　E. 人权高于一切

5. 病人的权利受到关注的社会背景是（　　　）。

　　A. 人的权利意识、参与意识增强和对人的本质的进一步认识

　　B. 医患间医学知识的差距逐渐缩小

　　C. 对人的本质有了进一步认识

　　D. 意识到医源性疾病的危害

　　E. 世界性医患关系冷漠化

6. 保密原则的（　　　）具体要求在必要时可以除外。

　　A. 保护患者隐私

　　B. 保护家庭隐私

　　C. 告知家属必要信息

　　D. 不公开患者提出保密的不良诊断

　　E. 不公开患者提出保密的预后判断

　　7. 治疗要获得病人的知情同意，其实质是（　　）。

　　A. 尊重患者自主性　　　　B. 尊重患者社会地位　　　　C. 尊重患者人格尊严

　　D. 患者不会做出错误决定

　　E. 患者提出的要求总是合理的

　　8. 手术治疗中一般病人知情权不包括（　　）。

　　A. 有权自主选择　　　　B. 有同意的合法权利　　　　C. 有明确决定的理解力

　　D. 有家属代为决定的权利　　　　E. 有作出决定的认识力

　　9. 某肝癌患者病情已到晚期，处于极度痛苦之中，自认为是肝硬化，寄希望于治疗，病情进展和疼痛发作时，多次要求医生给予明确说法和治疗措施。此时，医生最佳的伦理选择应该是（　　）。

　　A. 正确对待保密与讲真话的关系，经家属同意后告知实情，重点减轻疾痛

　　B. 恪守保密原则，继续隐瞒病情，直至患者病死

　　C. 遵循病人自主原则，全面满足病人要求

　　D. 依据知情同意原则，应该告诉病人所有信息

　　E. 依据有利原则，劝导病人试用一些民间土方

　　10. 患者女性，51岁，发热、头疼1天。医生要为她做腰穿检查，患者有恐惧感。从伦理要求考虑，临床医生应向病人做的主要工作是（　　）。

　　A. 要得到病人的知情同意

　　B. 告知腰穿的必要性，叮嘱病人配合

　　C. 告知做腰穿时应注意的事项

　　D. 因诊断需要，先动员，后检查

　　E. 动员家属做病人思想工作

二、简答题

　　1. 病人的权利有哪些？

　　2. 护士应如何保护患者的权利？

三、案例分析

　　2003年1月6日，肖某被某医院初步诊断为胃内基底肌瘤，无其他病症。医院于3日后对肖某实施胃底肌瘤切除手术。手术结束后，医生告知肖某的家属：患者的脾脏已被切除。家属询问原因，主刀医师告知是因为胃底肌瘤与脾脏紧密粘连一起，分离手术十分困难，强行分离可能损伤脾门处的动脉、静脉血管；切除脾脏比可能发生的大出血且危及患者生命的后果要轻得多，为了达到手术目的而不得已采取了切除措施。肖某及其家属认为，医院在没有告知和征得他们同意的情况下，擅自摘除了脾脏，导致肖某失去部分胃体和脾脏，并且手术后肖某身体免疫力明显降低，频发感冒、头痛，丧失了劳动能力。故向法院提起民事诉讼请求赔偿。

　　1. 该案中，医生侵害了病人的何种权利？

　　2. 医院是否应当承担赔偿责任？

第八章

医疗事故处理法律制度

医疗事故处理法律制度是调整在处理医疗事故过程中医患、护患关系的法律规范的总和。学习医疗事故法律制度有助于我们预防和减少医疗事故的发生，更好地保护自身和患者的合法权益。

第一节　医疗事故法律制度概述

为了保护医患双方的合法权益，保障医疗安全，构建和谐医患关系，处理医疗事故应该遵循公开、公平、公正、及时、便民的原则。做到医疗事故重在预防，掌握相关法律制度，增强责任感，规范管理，提高质量，有效防范医疗事故的发生；如果发生医疗事故要及时处理，减轻医疗事故的损害，实事求是，责任明确，处理恰当。医疗机构发生医疗事故的，情节严重的，将由卫生行政部门责令限期停业整顿直至吊销执业许可证。负有责任的医务人员将被追究刑事责任、民事责任、行政责任。

一、医疗事故的概念

医疗事故是指医疗机构及其医务人员在医疗活动中，违反医疗卫生管理法律、行政法规、部门规章和诊疗护理规范、常规，过失造成患者人身损害的事故。医疗事故的概念指明了是违反"医疗卫生管理法律、行政法规、部门规章和诊疗护理规范、常规"，此法律法规的内容就是医务人员在工作中应该遵守和履职的，违反法律法规的内容是医务人员不应该做的，违反了将承担由此所引起的法律后果。

二、医疗事故的特点

医疗事故的特点主要体现在它的构成要件和发生场所的特殊性。

医疗事故的构成要件包括以下几点。

1. 主体是医疗机构及其医务人员

医疗机构是指按照国务院 1994 年 2 月发布的《医疗机构管理条例》取得《医疗机构执业许可证》的机构。医务人员是指依法取得执业资格的医疗卫生专业技术人员，如医生和护士等。事故主体不限医生和护士，医疗事故主体是医疗机构及其医务人员，比如，在病人治疗过程中，因为医疗设备出现问题，导致病人受到损害也属于医疗事故。

2. 医疗行为的违法性

医疗事故概念中所指的"法律、法规、规章、规范"是指医疗机构和医务人员的工作应当掌握相应的规定，在工作中遵循规定，确保医疗行为的合法性；医疗活动中最常用、最直接的指导是关于"医疗机构、医疗行为管理的规章、诊疗护理规范、常规"，这是指导医疗护理具体的操作行为。换句话说，如果在工作中违反了这些"法律、法规、规章、规范"，医疗行业具有违法性，在判断该医疗护理行为是否是医疗事故时，它是最好的判断标准。

3. 过失造成患者人身损害

过失造成患者人身损害的事故是指医疗机构及其医务人员因违反医疗卫生管理法律、行政法规、部门规章和诊疗护理规范、常规，过失造成患者人身损害的事故。这里有两个关键点：一是"过失"造成，二是要有"人身损害"后果，此二点是判断是否是医疗事故的关键环节。

4. 过失行为和后果之间存在因果关系

在工作中，有些医疗行为虽存在过失行为，但是并没有给患者造成损害后果，这种情况就不属于医疗事故。但是也有存在损害后果，而医疗机构和医务人员并没有过失行为，这也不能判定为医疗事故。这个因果关系的判定很重要，其直接关系到追究医疗机构和医务人员的责任，还涉及对患者的具体赔偿事宜等。

医疗事故的特点还体现在医疗事故是发生在医疗机构及其医务人员的医疗活动中，医疗事故发生的场所和活动范围是依法取得执业许可证或者执业资格的医疗机构和医务人员在其合法的医疗活动中发生的事故。

三、医疗事故的分级

对医疗事故进行分级是公正、公平处理医疗事故的关键之一，其涉及对患者的赔偿，包括具体赔偿项目、赔偿标准和计算等。

我国《医疗事故处理条例》规定，按照对患者人身造成的损害程度，医疗事故分为四级。

一级医疗事故：造成患者死亡、重度残疾的。

二级医疗事故：造成患者中度残疾、器官组织损伤导致严重功能障碍的。

三级医疗事故：造成患者轻度残疾、器官组织损伤导致一般功能障碍的。

四级医疗事故：造成患者明显人身损害的其他后果的。

具体的分级标准由国务院卫生行政部门制定。

医疗事故的等级划分，依据的是医疗过失行为对患者人身的损害程度，其损害程度是指可以检查、检测到的对患者人身造成的损害程度。医疗事故损害的是"人身"这一客体，损害后果可能是死亡或残疾，也可能是由于器质性损害导致的功能障碍，这些损害是客观的，可检查到的。医疗事故导致患者的精神损害，没有一个客观的判定标准，但是医疗事故对患者和家属的精神伤害是存在的，虽然在医疗事故分级中没有体现，但是在《中华人民共和国侵权责任法》中规定了精神损害的赔偿，在具体的赔偿项目中也有体现，如精神损害抚慰金。

四、不构成医疗事故的情形

医学科学是一个高风险、高技术的行业，很多疾病的诊断和治疗还处在探索之中，不能一出现损害后果就认定为医疗事故，那将不利于对疑难病症的积极探索。因此，《医疗事故技术鉴定暂行办法》规定进一步明确了在医患纠纷中，医务人员只要按照法律法规、规章制度、操作规范和常规办事，即使出现损害后果也应该受到保护。规定指出，在下列情形之一的，不属于医疗事故。

① 在紧急情况下为抢救垂危患者生命而采取紧急医学措施造成不良后果的。

② 在医疗活动中由于患者病情异常或者患者体质特殊而发生医疗意外的。

③ 在现有医学科学技术条件下，发生无法预料或者不能防范的不良后果的。

④ 无过错输血感染造成不良后果的。

⑤ 因患者原因延误诊疗导致不良后果的。

⑥ 因不可抗力造成不良后果的。

第二节　医疗事故的预防和处理

患者黄某因孕 37 周，阵发性腹痛伴阴道流血性水样物 2 小时，于 2004 年 9 月 9 日 10 时 40 分入住县人民医院妇产科待产。经诊断：胎盘早剥，妊娠高血压综合征，孕 37 周，孕 2 产 1，LOA，分娩 I 期。医院向家属及孕妇交代了病情，征得患者家属同意并签字后于 11 时 30 分在连硬外麻下行剖宫产术＋女扎术，手术经过顺利，中午时母子安返病房。术后一般情况好，并给予抗炎及对症治疗，晚上 9 时许因患者诉头痛恶心未呕吐，给予 10% 葡萄糖 500ml＋25% 硫酸镁 30ml，缓慢静脉点滴，半小时后诉头痛缓解，次日凌晨 1 时，患者又诉头痛，呕吐一次，测血压 140/80mmHg，给安定 5mg 静注，尔后患者安静入睡，5 时 30 分患者才突然出现呼吸表浅，神志不清，立即组织抢救，于 6 时呼吸心跳停止，瞳孔散大死亡。患者家属为此将尸体留置医院，拒绝搬移，并要求被告县人民医院赔偿，双方因此产生纠纷。2004 年 9 月 11 日县卫生局召集双方当事人进行调解，达成《医疗纠纷民事调解协议书》：①甲方（患者家属）立即将死者尸体移至殡仪馆；②乙方（医院）支付 3 万元人民币给甲方作为本次医疗纠纷的保证金，纠纷责任确认之前，乙方不承担甲方任何费用；③甲方应在签订本协议之日起 7 日内按法定程序向有关部门申请死亡原因及医疗事故鉴定，医疗事故鉴定结论为处理本次纠纷的唯一依据。若鉴定为医疗事故，则按医疗事故有关规定处理，保证金可以抵加赔偿款，多退少补；若鉴定为不是医疗事故，甲方应无条件退回 3 万元保证金，乙方不承担甲方任何费用；若甲方在签订协议之日起 7 日内未按法定程序向有关部门申请死亡原因及医疗事故鉴定，则视为甲方放弃申请鉴定权利，3 万元保证金即作为乙方对甲方的一次性补偿。该协议双方均已签名。2004 年 9 月 14 日，县卫生局根据原告申请委托某医学院病理教研室对死者进行了尸体检验，该教研室于 2004 年 10 月 8 日作出《法医病理学检验鉴定书》，分析认定：本例尸体解剖见死者左侧大脑顶、枕部星形胶质细胞瘤，双侧小脑扁桃体压迹形成，急性肺水肿、胸腔、心包积液等改变，考虑死者因大脑病变引起颅内高压，压迫呼吸中枢导致急性呼吸衰竭，急性肺水肿死亡。2004 年 12 月，市医学会作出《医疗事故技术鉴定书》，确认：①医方在该产妇的诊治过程中，诊断正确，实施剖宫手术无错误，整个诊治过程未违反卫生法律法规及诊疗护理规范、常规；②该产妇由于大脑占位性病变引起颅内高压导致急性呼吸衰竭，急性肺水肿死亡，不属医疗事故。2005 年 4 月 18 日，省医学会作出鉴定，认定医方没有违反疾病诊疗规范、常规，患者之死是自身疾病恶化发展转归，非医方医疗过失所致，不构成医疗事故。原告对此不服，坚持认为被告对患者死亡负有责任，而诉至原审法院要求处理。起诉后，原告再次提出重新鉴定申请，但未在规定期限内缴纳鉴定费用，原审法院为此对原告释明，但原告仍未缴。经原审法院审判委员会讨论决定对医方的诊疗行为是否存在过错进行司法鉴定。2006 年 12 月 20 日，市司法鉴定中心依申请作出鉴定：产妇黄某死亡主要是因其生前左侧大脑患胶质细胞瘤所致，但医方在术中和术后只注意补液，未输血增加血浓度，对于头痛剧烈，未请神经内外科专家会诊，误认为是血压偏高所致，给予硫酸镁与 10% 葡萄糖混合静脉点滴，加速了产妇水肿，脑疝形成，医方的医疗行为存在过错，加速了病人死亡，应负次要责任。

☆医疗事故应该如何避免？

☆你认为医疗事故处理的原则是什么？

医疗事故的预防和处理是降低医疗风险，化解医疗纠纷的有效手段，医疗事故必须坚持预防为主，防治结合的方针。医疗事故的事前预防与事后处理相结合，对恰当处理医疗纠纷起着重要作用。

一、医疗事故的预防

在人类社会生活中，人类为了自身的生存和发展，必须通过一定的规则来规范各自的行为，从而使人类社会生活处于有序状态。为了规范医疗行为，预防医疗缺陷、差错和事故发生，遵守国家的宪法和法律，遵守医疗卫生法律法规和规章，遵守诊疗护理规范、常规是医务人员义不容辞的责任和义务，是保障医疗安全、防范医疗事故的重要举措。

1. 建立和健全各项医疗规章制度，制度是保证医疗护理质量有章可循的关键

① 医务人员在医疗活动中，应严格遵守国家医疗卫生管理法律、行政法规、部门规章及医院工作制度，切实执行诊疗护理操作规范、常规。

② 医务人员应当掌握相关法律法规的作用，依法执业，遵守各项法律法规和规章制度，对医疗事故的预防有重要意义。

除了法律，诊疗护理规范、常规也是维护公民健康权的基本原则，是在科学和技术成果的基础上对医疗过程的定义和所应用技术的规范或指南，它是指导实施依法施护的可操作性依据。

③ 在诊疗活动中医护人员应严格依法执业，有特殊专业岗位要求的医护人员必须取得相应的执业证书方能执业。任何情况下，进修生、实习生、研究生等必须在带教老师的指导下进行工作，不得独立进行诊疗护理活动。

2. 履行职业道德，构建和谐医患关系

预防医疗事故，医务人员必须用实际行动践行"救死扶伤、忠于职守、爱岗敬业、满腔热忱、开拓进取、精益求精、乐于奉献、文明行医"的行业风尚，医者仁心，贵在医德，遵守职业道德，履行医务人员职责，做到尽职尽责地为患者服务，是预防医疗事故的重要方面。牢固树立全心全意为病人服务的理念，尊重病人的知情同意权和选择权，保护患者隐私。对待患者要热心、细心、精心、耐心、虚心，杜绝服务态度生、冷、硬、顶，依法施护，文明行医，共同构建和谐医患关系。

3. 提高医疗护理服务能力

加强医疗机构组织建设和完善，医务人员加强法制观念学习，在工作中运用所学的法律知识指导护理行为的开展是必需的，诊疗护理规范、常规是医学实践长期经验的积累，是医疗护理技术科学化、标准化、规范化的典范，是确保医疗护理安全的重要措施。随着新技术、新项目、新仪器设备的不断进入临床，不断参加培训和继续教育是提高护理技能的关键，有利于筑起防范医疗事故的城墙；医务人员要积极参加业务知识培训，及时更新观念，不断学习国内外的先进知识，提高专业素质和服务水平。在不断的培训和继续教育中，才能不断提高充实医疗护理技术水平和业务能力，才能确保医疗护理安全，有的放矢地防范医疗事故的发生。

二、医疗事故的报告制度

医疗质量安全事件是指医疗机构及其医务人员在医疗活动中，由于诊疗过错、医药产品缺陷等原因，造成患者死亡、残疾、器官组织损伤导致功能障碍等明显人身损害的事件。为提高医务人员法律意识和质量意识，杜绝医疗事故的发生，卫生部于 2011 年对《重大医疗过失行为和医疗事故报告制度的规定》进行重新修订，已于 2011 年 4 月 1 日起施行。这一规定的实施有利于建立健全医疗质量安全事件报告和预警制度，指导医疗机构和医务人员妥善处置医疗质量安全事件，实现医疗质量持续改进，确保医疗护理安全。

1. 逐级报告

医务人员在医疗活动中发生或发现医疗事故、可能引起医疗事故的医疗过失行为或者发生医疗争议时，应当立即向所在科室负责人报告。科室负责人在接到报告后，应立即将出现的问题上报院办公室（或医务处）。院办公室（或医务处）接到报告后，立即进行调查、核实，将有关情况如实向院领导及有关负责人报告，并向患者通报解释。医疗机构的每一位医药卫生服务人员都负有报告的责任，发生事故责任人应于事发后 12 小时内将事情经过及对问题的认识如实写出书面材料交到办公室。医疗机构必须按规定报告医疗质量安全事件信息，不得瞒报、漏报、谎报或缓报。县级以上地方卫生行政部门负责本辖区内医疗质量安全事件信息报告管理工作；卫生部负责全国医疗质量安全事件信息报告管理工作。

2. 报告方式

根据对患者人身造成的损害程度及损害人数，医疗质量安全事件分为三级：①一般医疗质量安全事件：造成 2 人以下轻度残疾、器官组织损伤导致一般功能障碍或其他人身损害后果。②重大医疗质量安全事件：造成 2 人以下死亡或中度以上残疾、器官组织损伤导致严重功能障碍或造成 3 人以上中度以下残疾、器官组织损伤或其他人身损害后果。③特大医疗质量安全事件：造成 3 人以上死亡或重度残疾。

3. 报告时限

医疗质量安全事件的报告时限如下：一般医疗质量安全事件，医疗机构应当自事件发现之日起 15 日内，上报有关信息；重大医疗质量安全事件，医疗机构应当自事件发现之时起 12 小时内，上报有关信息；特大医疗质量安全事件，医疗机构应当自事件发现之时起 2 小时内，上报有关信息。

4. 报告原则

医疗质量安全事件实行逢疑必报的原则，医疗机构通过以下途径获知可能为医疗质量安全事件时，应当按照规定报告。

① 日常管理中发现医疗质量安全事件的。

② 患者以医疗损害为由直接向法院起诉的。

③ 患者申请医疗事故技术鉴定或者其他法定鉴定的。

④ 患者以医疗损害为由申请人民调解或其他第三方调解的。

⑤ 患者投诉医疗损害或其他提示存在医疗质量安全事件的情况。

5. 报告的核查

医疗机构报告医疗质量安全事件或疑似的医疗质量安全事件后，有关卫生行政部门应当及时进行核对，核对时限要求如下。

一般医疗质量安全事件：有关卫生行政部门应当在 5 个工作日内进行核对。

重大医疗质量安全事件：有关卫生行政部门应当在 12 小时内进行核对。

特大医疗质量安全事件：有关卫生行政部门应当在2小时内进行核对。

重大、特大医疗质量安全事件应当分别逐级上报至省级卫生行政部门和卫生部数据库。

三、防止事故扩大

按照《医疗事故处理条例》，发生或者发现医疗过失行为，医疗机构及其医务人员应当立即采取有效措施，避免或者减轻对患者身体健康的损害，防止损害扩大。这是对医疗机构及其医务人员应采取积极有效防范措施防止医疗过失行为损害后果扩大的规定。在实际工作中如何防止损害的扩大呢？

医疗过失行为可以给患者造成不同程度的损害后果，无论这一损害后果的严重程度如何，都已经损害了患者的身心健康，因此医疗机构有责任采取及时有效的措施避免和防止对患者身体健康造成的损害，并防止损害的扩大，力争把损害程度降到最低点。

医疗机构采取的及时有效措施包括为确认过失行为造成的损害程度而进行必要的辅助检查，为减轻损害后果而采取必要的药物、手术等治疗方法，也包括为了避免医疗事故争议而采取的其他措施。这些措施具有很强的针对性，而不是流于形式，可以防止在积极救治过程中新的医疗过失行为再次造成患者的损害，保证各项规章制度落到实处，确保防止损害扩大措施落实的有效性。立即组织不良事件的专题分析会，查找原因，分析后果，积极预防，积极处置，确保患者安全和事态稳定。对于可能导致矛盾激化、危及医疗机构及医务人员安全的事件，在做好患者及家属安抚工作的同时，向上级主管部门汇报，必要时向卫生主管部门报告或向当地公安机关报告，避免恶性事件的发生。

四、有争议病历资料的保管、实物的封存规定

掌握第一手资料和证据，是对医疗事故做出准确鉴定、准确定性、准确处理的前提条件，当在医疗过程中对医疗护理服务行为发生争议时，应依法做好医疗病历和实物标本保管和封存工作，严禁涂改、伪造、隐匿、销毁或者抢夺病例资料和实物标本。所谓封存就是将病历资料用档案袋装好贴上封条、骑缝签字、写上日期，由医院主管部门保管，不能被单方拆开修改。

1. 关于有争议的病历封存和实物封存

根据《医疗事故处理条例》的规定，医疗机构应当按照国务院卫生行政部门的要求，妥善保管病历资料，如果需要封存病历和实物标本，需按如下要求办理。

① 封存病历记录的程序：发生医疗事故争议时，医务科应当在患者或近亲属在场的情况下封存死亡病历讨论记录、疑难病历讨论记录、上级医师查房记录、会诊意见、病程记录等，封存的病历可以是复印件，复印件放入一个文件袋中封存，封口处医患双方签字，注明封存张数、病人姓名及日期，封存的病历由医疗机构负责医疗服务质量监控的部门或者专职人员保管，节假日由院总值班负责封存、保管，节假日后移交有关部门如医务科。

② 封存实物的程序：疑似输液、输血、注射、药物等引起不良后果的由病区护士与患者或家属携带需封存的物品当场封存，双方（均为完全民事行为能力人）签字，盖医务科骑缝章，保存在血库、药房等地。需要检验的由双方共同指定依法具有检验资格的机构进行检验，无法共同指定的，由卫生行政部门指定。需要启封的，仍需双方在场。疑似输血引起不良后果，需要对血液进行封存保留的，除医患双方外，医疗机构应当通知提供该血液的采供血机构派人员到场。

2. 具体执行流程

当出现纠纷和医疗争议时，患者或家属要求封存病历，病房首先要保管好病历，以防丢失。医务人员要及时准确地将患者病情变化、治疗、护理、抢救情况进行记录，备齐所有有关患者的病历资料，迅速与科主任、护士长、医务处、护理部、院办等有关部门联系。科室接到汇报后及时向医务处等有关部门报告，在医务处或医疗机构指派的工作人员与患者或其近亲属共同在场的情况下封存病历，封存的病历由医疗机构负责保管。

特别注意：若是在输液、输血、注射、药物治疗时发生的医疗争议，要当场将标本保存，包括与争议相关的所有现场实物如标本、标签、剩余液、配制药物的注射器、安瓿、输液器具、稀释液体、皮肤消毒用具、头皮针、敷贴等，封存注明姓名、性别、床号、病案号、科室、使用日期、时间、名称、医患双方的签字等，并立即向科室负责人报告，在科室医护人员、患者本人或其代理人（完全民事行为能力人）共同在场的情况下对实物进行封存，并在封存物封口处加盖骑缝章或签骑缝名字及日期和具体时间。需送检验的标本，应送由医患双方共同指定的、依法具有检验资格的检验机构进行检验，对封存物品进行启封时，双方当事人应该共同在场。疑似输血所引起的，科室要保留血袋并封存，向护理部或医务处汇报，并通知输血科或供血单位到场共同处理。

五、国家对病历资料复印的规定

解决医疗争议主要的依据就是医疗病历，对医疗病历的管理和复印《医疗事故处理条例》和《医疗病历书写规范》都做了明确的规定。

1. 医院病历因医疗活动（诊断、检查、治疗等）**需要复印**

首先由患者本人或由患者本人委托并书写委托书，经病案室审核后复印，复印件交患者或家属，原件带回病区，归回大病历。

2. 有医疗争议及保险机构需要复印病历

申请人是患者本人或由患者本人委托并书写委托书，同时出示有效证明、证件，经医务科批准，由病案室工作人员陪同登记、备案后复印，并带回原件。

3. 相关条例要求

① 可以复印的病历：包括门急诊病历的全部、住院病历的住院志（即入院志）、体温单、医嘱单、化验单（检验报告）、医学影像检查资料、特殊检查（治疗）同意书、手术同意书、手术及麻醉记录单、病理报告、护理记录、出院记录。

② 不能复印的部分：包括死亡病历讨论记录、疑难病例讨论记录、上级医师查房记录、会诊意见、病程记录。如因医疗争议需封存病历，应在医务科人员和患方人员在场的情况下，由医务科封存，如果需要医疗鉴定或者法院起诉，按相关规定执行。

4. 复印申请人在复印前应按条例文件要求提供的证明材料

① 申请人为患者本人的，应当提供有效身份证明。

② 申请人为患者代理人的，应当提供患者及其代理人的有效身份证明、申请人与患者代理关系的法定证明材料。

③ 申请人为死亡患者近亲属及代理人的，应当提供患者死亡证明、死亡患者近亲属及其代理人的有效身份证明、死亡患者与其近亲属关系的法定证明材料、申请人与死亡患者近亲属代理关系的法定证明材料。

④ 申请人为保险机构的，应当提供保险合同复印件、承办人员的有效身份证明，患者本人或者其代理人同意的法定证明材料；患者死亡的，应当提供保险合同复印件，承办人员

的有效身份证明，死亡患者近亲属或者其代理人同意的法定证明材料、合同，法律另有规定的除外。

⑤ 公安、司法机关因办理案件，需要查阅、复印或者复制病历资料的，医疗机构应当在公安、司法机关出具采集证据的法定证明及执行公务人员的有效身份后予以协助。

六、关于尸检

1. 对尸体的管理

患者在医疗机构内死亡的，尸体应当立即移放太平间。死者尸体存放时间一般不得超过2周。逾期不处理的尸体，经医疗机构所在地卫生行政部门批准，并报经同级公安部门备案后，由医疗机构按照规定进行处理。

2. 关于尸检

《医疗事故处理条例》第十八条规定："患者死亡，医患双方当事人不能确定死因或者对死因有异议时，应当在患者死亡后48小时内进行尸检；具备尸体冻存条件的，可以延长至7日。尸检应当经死者近亲属同意并签字，拒绝或者拖延尸检，超过规定时间，影响对死因判定的，由拒绝或者拖延的一方承担责任。"由此可以看出，在医患双方对患者死亡原因有异议时，应当进行尸检，哪一方拒绝尸检，影响到对死因的判断的，将承担相应的法律责任。尸检应当由按照国家有关规定取得相应资格的机构和病理解剖专业技术人员进行。承担尸检任务的机构和病理解剖专业技术人员有进行尸检的义务，医疗事故争议双方当事人可以请法医病理学人员参加尸检，也可以委派代表观察尸检过程。

第三节 医疗事故鉴定

2005年3月至2006年6月，原告陈某、洪某之六子陈某某连续在厦门市某公司工作。2006年6月25日，陈某某回家后出现发热、怕冷，遂请某县某镇路边卫生所（负责人被告何某，下简称卫生所）医生被告何某某到家诊治，被告何某某以其患的是"伤寒"病为由打针、输液共三天，并给口服氯霉素糖衣片。

6月30日下午及7月3日、7月7日，何某某继续给患者输葡萄糖液、氯化钠加氯霉素。7月11日何某某改用"先锋"再输一次。7月12日上午，患者被送该县中心卫生院（下简称卫生院）住院治疗，诊断为：①伤寒可能；②其他待除。并为患者使用氯霉素药物，后建议转市级医院治疗。

7月15日，患者转漳州175医院治疗。诊断为：①骨髓抑制；②继发性感染；③电解质紊乱；④急性上消化道出血；⑤呼吸性碱中毒。住院8天后转漳州市医院治疗，诊断结论与175医院基本一致。经专家会诊、检查、抢救，患者因骨髓抑制、继发感染等于7月24日医治无效死亡，共计花去医疗费人民币15918.72元。

原告夫妻共生育八个子女，均已成年。经委托厦门市医学会进行技术鉴定，结论为本案病例属于一级甲等医疗事故，卫生所、卫生院共同承担次要责任。为此，原告诉请判令被告何某某、何某、卫生所、卫生院共同赔偿原告医疗费15918.72元，死亡赔偿金275065.6元，丧葬费9659元，被抚养人生活费117335元，护理费5400元，交通费2000元，住宿费1500元，误工费9204元，住院伙食补助费2160元，营养费5000元，精神抚慰金100000元，合计人民币543242.32元。

☆ 医疗鉴定机构是怎样组成的？

☆ 医疗鉴定机构的鉴定结论有什么效力？

医疗事故鉴定，是指由医学会组织有关临床医学专家和法医学专家组成的专家组，运用医学、法医学等科学知识和技术，对涉及医疗事故行政处理的有关专门性问题进行检验、鉴别和判断并提供鉴定结论的活动。涉及医疗事故争议的医患纠纷案件，法院一般委托医学会组织医疗事故技术鉴定，但对于过错及因果关系鉴定常通过司法鉴定来解决。

一、医疗事故的鉴定组织

根据《医疗事故技术鉴定暂行办法》的规定，患者及家属可直接与就诊的医院协商申请进行医疗鉴定，在医患双方同意的情况下，当地医学会即可受理。若只有一方提出进行医疗鉴定，而另一方并未认同，可由提出一方向当地卫生行政主管部门申请，由卫生行政主管部门交由负责医疗鉴定工作的医学会进行鉴定。医疗事故的鉴定组织是由"第三方"——中华医学会组织鉴定专家组成。参加医疗事故技术鉴定的相关专业的专家，由医患双方在医学会主持下从专家库中随机抽取。在特殊情况下，医学会根据医疗事故技术鉴定工作的需要，可以组织医患双方在其他医学会建立的专家库中随机抽取相关专业的专家参加鉴定或者函件咨询。涉及死因、伤残等级鉴定的，应当从专家库中随机抽取法医参加专家鉴定组。

二、医疗事故鉴定的原则与法律效力

1. 医疗事故鉴定的原则

医疗事故技术鉴定，无论对医务人员还是患者都是至关重要的。根据《医疗事故处理条例》和《医疗事故鉴定暂行办法》的规定应遵循的鉴定原则，主要有医疗水平原则、病情紧急性原则和医学技术有限性原则。

① 医疗水平原则：要求参加鉴定的专家应从国情出发，充分考虑各地区、各级医院的客观情况和现时的技术水准。即医院等级与专科技术相结合原则、医疗当时水平原则和医疗地域性原则。

② 病情紧急性原则：由于病情危重，医师在紧急状态下能够达到的注意程度与一般情形下的注意程度具有本质的区别。病情紧急性原则相对其他原则具有强烈的排他性，是鉴定时的首选原则。

③ 医学技术有限性原则：该原则具体表现在两个方面，一是医师裁量权原则。判断医师是否有过失，一定要充分考虑医师的裁量权，但医师使用其裁量权时必须兼顾患者知情同意权。二是医疗尝试原则。主要是指对罕见疾病或已知疾病的未知领域进行以挽救生命为目的的医疗尝试和试验性治疗。

2. 医疗事故鉴定的法律效力

医疗事故解决途径的选择可以在进行医疗事故鉴定之前，也可以在作出医疗事故鉴定之后，我国法律没有规定医疗纠纷诉讼一定要经过医疗事故鉴定，医疗事故鉴定不是医疗纠纷诉讼的前置程序。医疗事故鉴定是医疗事故鉴定委员会对医疗部门在医疗行为中是否存在重大过失的一种结论，是医疗行政部门对医疗单位进行行政处罚的主要依据，但不是法院审理医疗纠纷案件的唯一依据。医疗事故鉴定程序的法律依据是《医疗事故处理条例》，根据《医疗事故处理条例》的规定，医疗事故的技术鉴定分为两级并赋予不同的法律效力。

① 设区的市级地方医学会和省、自治区、直辖市直接管辖的县（市）地方医学会负责组织首次医疗事故技术鉴定工作，为第一级技术鉴定。省、自治区、直辖市地方医学会负责

组织再次鉴定工作，为第二级技术鉴定。中华医学会在必要时可对疑难、复杂并在全国有重大影响的医疗事故进行技术鉴定。

② 省级医学会组织的医疗事故鉴定和中华医学会组织的医疗事故鉴定经审定符合《医疗事故处理条例》规定的，可以作为卫生行政部门和人民法院处理医疗纠纷的依据。地方医学会（不包括省级）做出的医疗事故技术鉴定在当事人无异议，经审查复核符合《医疗事故处理条例》规定的，也可以作为卫生行政部门和人民法院处理医疗纠纷的依据。

三、医疗事故鉴定的程序

1. 委托和受理

委托包括两种形式，医患双方当事人共同委托和卫生行政部门交由医学会组织鉴定的委托。医患双方及卫生行政部门在委托鉴定时需提供：正式委托书；相关材料（医患双方共同委托时提供）；医疗事故争议行政处理申请书复印件（卫生行政部门提供）；交纳鉴定费的收据。医疗事故鉴定委员会接到委托书后，进行审核并出具受理通知书，通知双方当事人提供鉴定所需如下材料。

① 住院患者的病程记录、死亡病例讨论记录、疑难病例讨论记录、会诊意见、上级医师查房记录等病历资料原件。

② 住院患者的住院志、体温单、医嘱单、化验单（检验报告）、医学影像检查资料、特殊检查同意书、手术同意书、手术及麻醉记录单、病理资料、护理记录等病历资料原件。

③ 抢救急危患者，在规定时间（6个小时）内补记的病历资料原件。

④ 封存保留的输液、注射用物品和血液、药物等实物，或者依法具有检验资格的检验机构对这些物品、实物作出的检验报告。

⑤ 与医疗事故技术鉴定有关的其他材料。

在医疗机构建有病历档案的门诊、急诊患者，其病历资料由医疗机构提供，没有在医疗机构建立病历档案的，由患者提供。医疗机构无正当理由未依照本条例的规定如实提供相关材料，导致医疗事故技术鉴定不能进行的，应当承担责任。

2. 组成鉴定组并组织鉴定

医疗事故鉴定委员会根据事故争议所涉及的学科，确定专家鉴定组的构成和人数，原则上至少为3人以上的单数，主要学科的专家不少于专家鉴定组成员的1/2，由双方当事人或其委托人从专家库中随机抽取专家鉴定组成员。双方当事人抽取专家鉴定组成员之前，有要求专家回避的权利。在召开鉴定会前需通知医、患、鉴定专家三方。出席鉴定的双方当事人每一方人数不得超过3人。任何一方当事人的无故缺席、自行退席或拒绝参加鉴定，不影响鉴定的进行。专家组进行讨论，经合议根据半数以上专家鉴定组成员的一致意见形成鉴定结论，并制作《医疗事故技术鉴定书》。任何一方当事人对首次医疗事故技术鉴定结论不服的，可以自收到首次鉴定书之日起15日内，向原受理申请的卫生行政部门提出再次鉴定的申请，或由双方当事人共同委托省、自治区、直辖市医学会组织再次鉴定。

3. 医学会不予受理的医疗事故争议

① 当事人一方提出鉴定申请的。

② 已由当事人协商解决的。

③ 涉及多个医疗机构，其中一所医疗机构所在地的医学会已经受理的。

④ 已经人民法院调解或判决的。

⑤ 除受公安、司法机关委托外，任何一方当事人已向人民法院提起诉讼的。

⑥ 因非法行医使患者身体健康受到损害的。

⑦ 同一医疗事故争议已经同级医学会作出医疗事故技术鉴定结论的。

第四节　医疗事故的赔偿和法律责任

张某的妻子和外孙因煤气中毒经抢救无效死亡后，张某及其他家人以北京急救中心抢救不及时、救治有误为由，将急救中心告上法院，要求赔偿。

原告诉称，2005 年 4 月 13 日晚 9 时许，原告张某发现其妻子殷某和外孙张某某煤气中毒，随即电话通知其女婿拨打 120 求救。120 救护车赶到现场，将二人抬上车。上车后，随车的家属多次向被告的工作人员提出将病人送到最近医院抢救，但被告告知只能送指定医院。在病人家属不同意的情况下，被告在路上花费了约 50 分钟才将病人送到距离现场 40 公里外的 307 医院。到达 307 医院后，被告首先要求将患者送入高压氧舱。由于高压氧舱内没有医务人员，等待医生到来又耽误近十五分钟，又由于只有一位医生，无法操作高压氧舱又将患者送到急救室，最终使患者因得不到及时治疗而死亡。

被告急救中心辩称，被告于 2005 年 4 月 13 日 21 时 28 分接到一男子拨打 120 电话，称西三旗钢材市场废品站内有一儿童煤气中毒，已被抬出室外，要求前往救治。被告于 21 时 30 分派出救护车和医务人员于 21 时 47 分到达现场。在现场发现已被抬出的中毒人员为二人。经现场体检：二位中毒者脉搏、呼吸、心跳均无，神志丧失，双侧瞳孔 5 毫米，对光反射消失，口唇紫绀，心音消失，呼吸运动停止，腹部软，四肢无自主活动，颈动脉搏消失。初步印象为急性一氧化碳中毒，已无生命体征。应家属要求，工作人员将两位中毒者转送医院救治，22 时离开现场，22 时 29 分到达解放军第 307 医院，23 时返回急救中心。被告认为，对中毒人员的医疗行为未违反国家卫生管理法规、行政法规、部门规章和诊疗护理规范、常规，无任何过错。原告要求被告方承担民事责任既无事实依据，又无法律依据，要求依法驳回原告的全部诉讼请求。

法院经审理查明，2005 年 4 月 13 日晚 9 时许，原告张某得知妻子殷某和外孙张某某煤气中毒，随即叫家人拨打 120 求救。被告救护车赶到现场，被告工作人员滕某用手电照了二人的眼睛，后将二人抬上救护车。急救车内有一套吸氧设备，被告工作人员未对殷采取吸氧措施，未对殷进行心电图检查。原告张某等家属随车前往。其间，患者家属向滕某提出将病人送到最近医院抢救，但滕某告知要送往有救治能力的解放军第 307 医院。途中，滕某与解放军第 307 医院联系，解放军第 307 医院告知患者不适合高压氧治疗，但被告仍将患者送往高压氧舱。

庭审中，解放军第 307 医院提交的病例记载："患者于 22 时 20 分由急救车送至我科，当时呼之不应，四肢冰凉……诊断为不明原因死亡。"解放军 307 医院尸体解剖检查知情同意书中有张某某家属不同意对死者进行尸检的签字。庭审中，解放军第 307 医院陈述意见为到急诊科抢救时间是 22 时 20 分，具体什么时间到解放军第 307 医院不清楚。原、被告对解放军第 307 医院的陈述以及病例均无异议。被告认可将患者送到高压氧舱是其工作失误。后原告撤回对滕某和解放军第 307 医院的诉讼。《院外病案记录》中滕某分别在"指派医生"、"医师"及"医生签名"三处签名，但滕某本人无医师执业证书。

法院认为，被告在急救过程中派出无医师执业证书的工作人员救治患者，违反了《中华人民共和国执业医师法》规定的国家实行医师执业注册制度，医师经注册后，可以在医疗、预防、保健机构中按照注册的执业地点、执业类别、执业范围执业，从事相应的医疗、预防、保健业务，未经医师注册取得执业证书，不得从事医师执业活动。被告的院外病案记录是无医师执业证书的工作人员填写，且被告到达解放军第 307 医院救治的时间上与庭审中原、被告认可的解放军第 307 医院病例时间有矛盾；在急救途中被告未给患者进行心电图的检查和吸氧治疗，被告在得知患者不适合进行高压氧治疗的情况下还将患者送至高压氧舱，被告未能就其医疗行为与损害结果之间不存在因果关系及不存在医疗过错举出充分证据，其应当承担救助不利造成患者死亡的主要法律责任。被告到达现场时，患者病情危重，在患者经抢救无效死亡后，原告不同意对死者进行尸体解剖检查，因此不能确定患者的死亡完全是由于被告抢救不力造成，故原告应承担次要责任。关于赔偿数额比例的分担，法院酌定为原告承担 40%，被告承担 60%。

综上，法院判决被告北京急救中心赔偿原告张某等人的医疗费、丧葬费、死亡赔偿金共计 39.45 万余元。

☆法院判决被告承担责任的依据是什么？

《医疗事故处理条例》规定了双方解决争议的三条途径：即双方协商解决、向卫生行政部门提出调解申请、直接向人民法院提起民事诉讼。可见，医疗纠纷的解决可分为两个阶段：即非诉讼阶段和诉讼阶段。

一、医疗事故的非诉讼解决

1. 我国推行医疗纠纷非诉讼解决机制的背景

据有关学者统计表明，我国医疗事故争议真正由医疗事故或者过失引起的只占 10%～20%，这就注定大多数患者通过诉讼解决无法得到相应的补偿。在我国的纠纷解决方式中，大多数患者选择诉讼方式解决纠纷，但是同时为诉讼的弊端所累，因此一旦医疗纠纷发生，又怕打官司又担心得不到公正赔偿，于是社会上出现了奇怪的"医闹"现象，甚至有攻击医务人员人身安全的行为。医院不得不浪费大量的精力和时间来解决它，其严重影响了医院的管理和医疗秩序，同时增加了医务人员从业压力，尤其在危重病人的抢救和疑难病人的手术上为确保安全会采取一定的保守措施，这不利于病人的积极救治，也不利于学科的发展。20世纪 90 年代，美国克林顿政府主张非诉讼解决医疗纠纷采用替代性纠纷解决方式，简称 ADR（Alternative Dispute Resolution）。随后日本、荷兰、英国等国家对 ADR 等非诉讼纠纷解决方式也都予以高度重视。我国借鉴国外的医疗纠纷解决方式，多元化纠纷解决机制正在逐渐建立。

2. 非诉讼解决方式

医疗纠纷的解决机制与民事纠纷的解决机制一样可分为私力救济、社会救济和公力救济。其中，私力救济和社会救济称为非诉讼纠纷解决机制，在国外被称为替代性纠纷解决方式（ADR）。ADR 包含无利害关系的第三方参加，这是 ADR 区别于纯粹的双方谈判协商和完全的"私了"重要标志。ADR 为当事人提供了更多的纠纷解决方式，已经形成了协商、调解、仲裁、律师或中立专家的联合磋商等多种模式，为当事人的纠纷解决提供了更为便捷和适宜的渠道，多元的解决途径更有利于满足各种类型的医疗纠纷当事人的诉求，对于当事人的生命权和健康权能够及时救济，同时有利于医疗事故纠纷以当事人平等协商、相互妥协的方式和平解决。和解是指双方协商解决纠纷，本着双方自愿、平等、公平、合法的原则进行协商解决。和解能使医患纠纷双方达到互动双赢的解决效果，协商结果也更容易得到当事人的自愿履行。但和解不成功时，调解可以最大限度地发挥作用。调解是我国医疗纠纷非诉讼解决机制的代表形式，调解的形式主要有人民调解、行政调解和司法调解。调解是一种在中立第三方的主持下，存在争议的各方当事人通过谈判协商以达成协议从而解决争议的一种纠纷解决机制。调解有利于降低医疗纠纷的解决成本，实现个人利益和社会利益的平衡；调解有利于维护医患双方之间的和谐关系，也有利于医患双方利益的保护，实现"双赢"的结果。现在新兴的"第三方"调解——医疗责任保险正在形成，未来医疗纠纷的解决将更加的合理化、合法化、有序化。

知识链接

　　私力救济又称自力救济，是指纠纷主体在没有中立的第三者介入的情形下，依靠自身或其他私人力量解决纠纷，实现权利。私力救济依据解决纠纷的方式可分为自决与和解。自决是指纠纷主体一方凭借自己的力量强行使对方服从；和解是指双方协商解决纠纷。通常情况下，医疗纠纷是以当事人平等协商、相互妥协的方式和平解决纠纷，即和解。

　　社会救济是指依靠社会力量解决民事纠纷的一种机制，包括调解和仲裁两种形式。调解是一种在中立第三方的主持下，存在争议的各方当事人通过谈判协商以达成协议从而解决争议的一种纠纷解决机制。仲裁又称公断，是指纠纷双方根据有关规定或双方协议，将争议提交到一定的机构，由该机构居中裁决的制度。

　　公力救济是指国家机关依权利人请求，运用公权力对被侵害权利实施救济。它包括行政救济和司法救济，救济的手段主要有民事诉讼和强制执行两种。

二、医疗事故的诉讼解决

　　2011 年国务院颁布的《医疗事故处理条例》中第四十六条规定了三种医疗纠纷解决方式：发生医疗事故的赔偿等民事责任争议，医患双方可以协商解决；不愿意协商或者协商不成的，当事人可以向卫生行政部门提出调解申请，也可以直接向人民法院提起民事诉讼。前二种为非诉讼解决方式，后一种为诉讼解决方式。

1. 诉讼时效

　　医疗事故诉讼时效为一年，自知道或者应当知道损害结果发生时计算，可以向卫生行政部门提出医疗事故争议处理申请。

　　当事人知道或者应当知道时距医疗行为已超过 20 年的法律不保护；诉讼前进行医疗事故鉴定的，可以自收到鉴定结论之日起计算一年时效；诉讼前进行过书面协商或行政调解的，可以自书面协商或调解不成日计算一年时效。

2. 案由的选择

　　患方可以选择提起医疗侵权民事赔偿之诉或医疗技术服务合同纠纷之诉。医方只能提起医疗技术服务合同纠纷之诉。

3. 受理条件

① 有医患关系。

② 医疗行为违法、违规。

③ 患者有损害后果。

④ 医疗违法、违规的行为与患者的损害后果之间有因果关系。

⑤ 患者有经济损失。

⑥ 在诉讼时效内。

4. 当事人应提交的材料及证据

就诊资料（包括门急诊、住院病史，各种检验申请单、医药费清单、注射证明、外配处方）、护理证明、误工及收入证明、交通费单据、住宿费单据、丧葬费单据、抚养/赡养/扶养证明、伤残用具证明、身份及亲属关系证明等。

5. 管辖法院

患方如提起医疗侵权之诉或医疗技术服务合同之诉，由医疗机构所在地法院管辖。医方如提起医疗技术服务合同之诉，可选择患方所在地或医方所在地法院管辖。

三、医疗事故赔偿

《医疗事故处理条例》第五章规定了医疗事故的赔偿事宜。医疗事故的赔偿应与具体案件的医疗事故等级相适应，赔偿时应当考虑下列因素，确定具体赔偿数额。

① 医疗事故等级体现了患者人身遭到损害的实际程度，是对受害者人身致伤、致残及其轻重程度不同的客观评价。

② 医疗过失行为在医疗事故损害后果中的责任程度，体现了过错原则，过错原则是医疗事故赔偿的基本原则，是否承担赔偿责任，关键看医疗行为本身是否有过错。责任程度原则使医疗事故直接损害的基本原则更加科学化、规范化。对于有争议的医疗事故问题，应该申请医疗事故鉴定组织进行工作，科学合理地确定医疗过失行为在医疗事故损害后果中所占的损害作用比例，责任人据此承担对患者人身损害后果实际损失的经济赔偿。

③ 医疗事故损害后果与患者原有疾病状况之间的关系。因为医疗事故损害后果有复杂的因素，有医疗过失行为的作用，有患者原有疾病状况的作用，还有医疗行为自身风险的作用、技术的局限性和社会条件的限制等，在确定医疗事故赔偿时，必须考虑患者原有疾病状况与损害后果之间的关系，实事求是地客观分析患者原有疾病状况对医疗事故损害后果的影响因素，不属于医疗事故的，医疗机构不承担赔偿责任。

四、医疗事故赔偿项目和标准

《医疗事故处理条例》第五十条规定了医疗事故赔偿项目和标准的计算方式。

1. 医疗费

包括住院费、检查费、治疗费、药费、医疗机构的护理费、预期医疗费等。医疗费是指事故对患者造成人身损害后，患者进行治疗所发生的医疗费用，不包括发生医疗事故以前支付的医疗费用，计算依据是医疗机构的收费凭证、医生的处方等，预期医疗费用按基本医疗费用计算。

2. 误工费

误工费指患者因医疗事故就医耽误工作而丧失的工资、奖金等合法收入。计算时分有无固定收入两种情况。患者有固定收入的，按照本人因误工减少的固定收入计算，对收入高于医疗事故发生地上一年度职工年平均工资 3 倍以上的，按照 3 倍计算；无固定收入的，按照医疗事故发生地上一年度职工年平均工资计算。

3. 住院伙食补助费

指患者因发生医疗事故而在医疗机构住院时，对其膳食的一定费用补助。按照医疗事故发生地国家机关一般工作人员的出差伙食补助标准计算。

4. 陪护费

患者住院期间需要专人陪护的，按照医疗事故发生地上一年度职工年平均工资计算。

5. 残疾生活补助费

根据伤残等级，按照医疗事故发生地居民年平均生活费计算，自定残之月起最长赔偿30 年；但是，60 周岁以上的，不超过 15 年；70 周岁以上的，不超过 5 年。

6. 残疾用具费

因残疾需要配置补偿功能器具的，凭医疗机构证明，按照普及型器具的费用计算。

7. 丧葬费

按照医疗事故发生地规定的丧葬费补助标准计算。

8. 被扶养人生活费

以死者生前或者残疾者丧失劳动能力前实际扶养且没有劳动能力的人为限，按照其户籍所在地或者居住地居民最低生活保障标准计算。对不满 16 周岁的，扶养到 16 周岁。对年满16 周岁但无劳动能力的，扶养 20 年；但是，60 周岁以上的，不超过 15 年；70 周岁以上的，不超过 5 年。

9. 交通费

按照患者实际必需的交通费用计算，凭据支付。

10. 住宿费

按照医疗事故发生地国家机关一般工作人员的出差住宿补助标准计算，凭据支付。

11. 精神损害抚慰金

按照医疗事故发生地居民年平均生活费计算。造成患者死亡的，赔偿年限最长不超过 6年；造成患者残疾的，赔偿年限最长不超过 3 年。

需说明的是参加医疗事故处理的患者近亲属或医疗事故造成患者死亡的，参加丧葬活动的患者的配偶和直系亲属所需交通费、误工费、住宿费，按有关规定计算，计算费用的人数不超过 2 人。

五、医疗事故的法律责任

法律责任是因损害法律上的义务关系所产生的对于相关主体所应承担的法定强制的不利后果。法律责任的构成要件包括主体、过错、违法行为、损害事实和因果关系。违法行为是法律责任主体承担法律责任的前提条件，违法行为所承担的法律责任可分为私法责任和公法责任，私法责任即民事责任，公法责任即刑事责任、行政责任等。

1. 行政责任

行政责任是违反行政法规定义务的行为所必须承担的法律后果。行政法律责任主要表现为行政处罚，行政处罚的种类有：警告、罚款、没收违法所得、没收非法财物、责令停产停业、暂扣或者吊销许可证、暂扣或者吊销执照、行政拘留等。此情形见于虽然发生了医疗事故，但是不太严重，即没有造成人员伤亡，或即使造成了患者的人身损害，但是损害程度不大，或发生医疗事故，情节严重但尚不够刑事处罚的。对医疗机构给予责令限期停业整顿直到由原发证机关吊销执业许可证的行政处罚，对责任的有关医务人员可以给予责令暂停 6 个月以上 1 年以下执业活动甚至吊销执业证书的行政处罚。

2. 民事责任

民事责任是指根据民法规定，公民或者法人在违反自己的民事义务或者侵犯他人的民事权利时所应承担的法律后果。医疗事故中的民事责任主要是指医疗单位和医务人员违反法律规定侵害公民的生命、健康权利时，应对受害人负损害赔偿的责任。承担民事责任的条件是：必须有损害事实，必须有违法行为，必须有因果关系，必须要有过失行为。过失医疗行为侵害公民健康权、生命权是一种侵权行为，应当承担侵权责任。按照《中华人民共和国合同法》第一百一十二条规定："因当事人一方的违约行为，侵害对方人身、财产权益的，受损害方有权选择依照本法要求其承担违约责任或者依照其他法律要求其承担侵权责任。"

《中华人民共和国侵权责任法》第五十七条规定："医务人员在诊疗活动中未尽到与当时的医疗水平相应的诊疗义务，造成患者损害的，医疗机构应当承担赔偿责任。"第五十八条规定："患者有损害，因下列情形之一的，医疗机构不承担赔偿责任：①患者或者其近亲属不配合医疗机构进行符合诊疗规范的诊疗；②医务人员在抢救生命垂危的患者等紧急情况下已经尽到合理诊疗义务；③限于当时的医疗水平难以诊疗。"

但是医疗机构及其医务人员也有过错的，应当承担相应的赔偿责任。

3. 刑事责任

发生了医疗事故，情节特别严重，已经构成犯罪即医疗事故罪，根据《中华人民共和国刑法》第三百三十五条之规定，医疗事故罪是指医务人员由于严重不负责任，造成就诊人死亡或者严重损害就诊人身体健康的行为，应该承担刑事责任。主要特点有：主观上有重大过失，对患者的生命健康漠不关心；严重违反卫生管理法律、行政法规、部门规章和诊疗护理技术操作规范、常规；造成极其严重的后果。一般指条例规定的一级和二级医疗事故。"对负有责任的有关医务人员依照刑法关于医疗事故罪的规定，依法追究刑事责任。"《中华人民共和国刑法》第三百三十五条规定，对发生医疗事故的医务人员处 3 年以下有期徒刑或者拘役。

六、建立和完善医疗保险制度

1. 我国医疗责任保险的法律现状

北京市自 2005 年以来在全国率先推行了医疗风险社会分担和由第三方介入化解医疗纠纷的机制——医疗责任保险。医疗责任保险是指投保医疗机构和医务人员在保险期内，因医疗责任发生经济赔偿或法律费用，保险公司将依照事先约定承担赔偿责任。具体来说，由保险公司向被保险人收取一定的保险费，同时承担对被保险人所发生的医疗事故给付赔偿金的责任。既可由医生个人投保，也可由医院投保，保险公司承担医疗机构及医务人员在从事与其资格相符的诊疗护理工作中，因过失发生医疗事故造成的依法应由医院及医务人员（即被保险人）承担的经济赔偿责任。医院投保医疗责任保险后，一旦出现医疗纠纷，医患双方先进行协商，协商不成的，医院马上上报协调中心，由协调中心的工作人员作为第三方进行调解。医疗纠纷协调中心一方面保障了患者可以及时得到应有的赔偿，使患方理智、冷静地对待问题，避免过激情绪，甚至伤害医护人员的非理性行为；另一方面可以使医疗机构和医务人员从繁杂的医疗纠纷处理中解脱出来，节约有限的医疗资源为更多的患者服务，并且协调中心依法调解，严格掌握赔偿标准，使得承保区域内通过协调中心协调的案件明显增多，防止了国有资产的流失，使医疗纠纷解决逐渐走上了规范化的轨道。

随着近年来医疗纠纷的上升，医疗责任保险已引起医学界和法律界的共同关注，并成为当今中国的一个热点问题。北京市 2005 年在全国率先推行后，2006 年出台的《国务院关于保险业改革发展的若干意见》明确指出大力发展医疗责任保险，健全安全生产保障和突发事件应急机制，通过试点建立统一的医疗责任保险。2009 年平安保险公司开始推行医疗责任险相关险种，尽管如此，目前我国的医疗责任保险还处于起步阶段，与国外发达国家相比还存在很大差距，与医疗责任险相关的法律法规还不健全，目前在全国推广不够全面、覆盖率不高。我国应当加快与之相配套的法律法规建设，对保险责任的目的、任务、对象、范围、管理办法、监督措施等作出相关的法律规定，使医、患、保险三方均有法可依，依法办事，不断建立和完善医疗保险制度，使医疗纠纷解决逐渐走上更加规范化的轨道。

2. 完善我国医疗事故的法律制度

法国的国立医疗事故补偿公社制度，建立医疗事故补偿基金，对于医疗机构没有医疗责任但患者遭受了较大损失的案件提供国家补偿金，避免患者因身体或健康损害陷入生活困境，体现国家对弱势群体的合理扶助。美国的医疗事故由各州的医疗评审与监督委员会（由医生和管理者组成）通过仲裁的方式解决。新西兰成立有意外事故赔偿委员会，由劳动部、社会福利部、卫生部联合组成。发生医疗事故在 24 小时内报告意外事故赔偿委员会调查处理，由赔偿委员会负责赔偿，但当事人需承担相应责任或被解雇。比较中外解决医疗事故的方式，共同点是都由医患双方共同协商解决、诉讼解决，不同之处在于中国有行政调解无仲裁，国外有仲裁无行政调解，我国还应该借鉴国外的医疗事故处理制度，结合中国实情，不断完善医疗事故的法律制度，建设有中国特色的法制社会，与国际接轨。

■ 分析与思考

一、案例分析

2010 年 8 月 2 日，王某因精神行为异常住进某市一精神病医院治疗，入院时医嘱开立为一级护理，嘱家属陪护。8 月 15 日，王某护理级别医嘱改为二级护理，但医院未告知家属仍需继续陪护。同年 8 月 28 日，王某如厕时不慎摔伤，花费医疗费用 8 万余元，后经司法鉴定，其伤残程度为七级伤残。王某家属因此起诉精神病医院要求赔偿。

问题：1. 医院应否承担责任？为什么？

　　　2. 患者家属有没有责任？

二、问答题

1. 什么是医疗事故？其特点有哪些？

2. 如何对有争议病历资料进行保管和实物封存？

3. 医疗事故的解决途径有哪些？

4. 医疗法律责任有哪些？

5. 什么是医疗责任保险？

第九章

常用卫生法律法规

卫生法律法规是根据我国宪法和其他法律的规定，为适应改革开放新形势，全面落实国家相关方针、政策，保障人民身体健康，发展卫生事业而制定的有关卫生工作的法律、法令、条例、规程等具有法律规范性的文件的总称。我国目前已经制定了上百种卫生法律法规，本章只介绍常用的几种。

第一节　传染病防治法

一居民得了霍乱，在某医院门诊拒绝住院治疗，医院将此病例立即上报市疾病预防控制中心，市疾病预防控制中心马上派人到该患者家中动员患者入院，未果。又请其单位领导做工作，但仍未果。最后，市疾病预防控制中心请求公安部门协助，公安人员强行将其送至医院隔离治疗。

——摘自纵横法律网

☆医院发现这一传染病人后采取的措施是否正确？为什么？

☆疾病预防控制中心在派人去患者家做工作未果的情况下，请求公安部门协助，强制病人入院治疗是否合适？为什么？

一、传染病防治法概述

传染病防治法是国家制定的在调整、预防、控制和消除传染病的发生与流行，保障人体健康活动中产生的各种社会关系的法律规范的总和。在中华人民共和国领域内的一切单位和个人，必须接受疾病预防控制机构、医疗机构有关传染病的调查、检验、采集样本、隔离治疗等预防、控制措施，如实提供有关情况。

根据传染病的危害程度和我国的实际情况，《中华人民共和国传染病防治法》将全国发病率较高、流行面较大、危害较严重的37种急、慢性传染病定为法定管理的传染病，并根据其对人类的危害程度及传播方式和速度的不同，分为甲类、乙类和丙类，实行分类管理。

甲类传染病指鼠疫、霍乱。为强制管理类传染病。

乙类传染病指传染性非典型肺炎、艾滋病、病毒性肝炎、脊髓灰质炎、人感染高致病性禽流感、麻疹、流行性出血热、狂犬病、流行性乙型脑炎、登革热、炭疽、细菌性和阿米巴性痢疾、肺结核、伤寒和副伤寒、流行性脑脊髓膜炎、百日咳、白喉、新生儿破伤风、猩红热、布鲁氏菌病、淋病、梅毒、钩端螺旋体病、血吸虫病、疟疾。为严格管理类传染病。

丙类传染病指流行性感冒、流行性腮腺炎、风疹、急性出血性结膜炎、麻风病、流行性和地方性斑疹伤寒、黑热病、包虫病、丝虫病，除霍乱、细菌性和阿米巴性痢疾、伤寒和副伤寒以外的感染性腹泻病。为监测管理类传染病。

二、传染病防治的法律规定

为了对传染病实施有效的预防和控制，《中华人民共和国传染病防治法》在对传染病的预防、报告、控制等相关环节有明确的规定。

1. 传染病的预防

我国《传染病防治法》规定，国家和社会应当关心、帮助传染病病人、病原携带者和疑似传染病病人，使其得到及时救治。任何单位和个人不得歧视传染病病人、病原携带者和疑似传染病病人。传染病病人、病原携带者和疑似传染病病人，在治愈前或者在排除传染病嫌疑前，不得从事法律、行政法规和国务院卫生行政部门规定禁止从事的易使该传染病扩散的工作。

国家对传染病预防的主要制度包括：（1）实行有计划的预防接种制度；（2）建立传染病监测制度；（3）建立传染病预警制度。

> **知识链接**
>
> 《中华人民共和国传染病防治法》第十五条第一款规定："国家实行有计划的预防接种制度。国务院卫生行政部门和省、自治区、直辖市人民政府卫生行政部门，根据传染病预防、控制的需要，制定传染病预防接种规划并组织实施。用于预防接种的疫苗必须符合国家质量标准。"

2. 传染病的报告、通报及公布

任何单位和个人发现传染病病人或者疑似传染病病人时，应当及时向附近的疾病预防控制机构或者医疗机构报告。

《中华人民共和国传染病防治法》规定，国务院卫生行政部门应当及时向国务院其他有关部门和各省、自治区、直辖市人民政府卫生行政部门通报全国传染病疫情以及监测、预警的相关信息。毗邻的以及相关的地方人民政府卫生行政部门，应当及时互相通报本行政区域的传染病疫情以及监测、预警的相关信息。县级以上人民政府有关部门发现传染病疫情时，应当及时向同级人民政府卫生行政部门通报。中国人民解放军卫生主管部门发现传染病疫情时，应当向国务院卫生行政部门通报。动物防疫机构和疾病预防控制机构，应当及时互相通报动物间和人间发生的人畜共患传染病疫情以及相关信息。

国家建立传染病疫情信息公布制度。国务院卫生行政部门定期公布全国传染病疫情信息。省、自治区、直辖市人民政府卫生行政部门定期公布本行政区域的传染病疫情信息。传染病暴发、流行时，国务院卫生行政部门负责向社会公布传染病疫情信息，并可以授权省、自治区、直辖市人民政府卫生行政部门向社会公布本行政区域的传染病疫情信息。公布传染病疫情信息应当及时、准确。

3. 疫情的控制

传染病的控制是指在传染病发生或暴发流行时，政府及有关部门为了防止传染病扩散和蔓延而采取的控制措施。对传染病疫情的处理由卫生防疫机构和医疗保健机构实行分级分工管理。

（1）一般控制措施　是指针对传染病流行的三个环节（包括传染源、传播途径、易感人群，如图9-1所示）所采取的以针对其中一个环节为主或同时控制几个环节的综合措施，包括隔离治疗传染源、切断传播途径、保护易感人群。

　　（2）临时紧急措施　　也称即时强制，是指传染病暴发、流行时，当地政府应当立即组织力量进行防治，切断传染病的传播途径；必要时报经上级地方政府决定，可采取以下紧急措施：限制或者停止

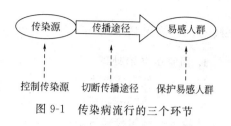

图 9-1　传染病流行的三个环节

集市、集会、影剧院演出或者其他人群聚集活动；停工、停业、停课；临时征用房屋、交通工具；封闭被传染病病原体污染的公共饮用水源。

　　上一级政府接到下一级政府关于采取紧急措施的报告后，必须在 24 小时内作出决定。紧急措施的解除，由原决定机关宣布。

　　（3）疫区封锁　　所谓疫区，指传染病在人群中暴发或者流行，其病原体向周围传播时可能波及的地区。疫区封锁就是限制疫区与非疫区之间的各种形式的交往。

　　《中华人民共和国传染病防治法》规定，甲类、乙类传染病暴发、流行时，县级以上地方政府报经上一级地方政府决定，可以宣布疫区。宣布疫区必须满足两个条件，一是在甲、乙类传染病暴发、流行并有发展趋势时；二是必须在卫生防疫机构疫区调查的基础上，由县级以上地方政府提出，经上一级地方政府决定后，由提出报告的机关宣布执行。

　　在疫区内可采取前述紧急措施，并可对出入疫区的人员、物资和交通工具实施卫生检疫。

　　（4）行政征调与协同配合　　《中华人民共和国传染病防治法》规定，传染病暴发、流行时，国务院卫生行政部门有权在全国范围内或者跨省、自治区、直辖市范围内，地方各级政府卫生行政部门有权在本行政区域内，调集各级各类医疗保健人员、卫生防疫人员参加疫情控制工作。

　　医药部门和其他有关部门应当及时供应预防和治疗传染病的药品、器械和生物制品；铁路、交通、民航部门必须优先运送经批准的处理疫情的人员、药品和有关物资。

　　（5）尸体处理　　患鼠疫、霍乱和炭疽死亡的，必须将尸体立即消毒，就近火化。患病毒性肝炎、伤寒和副伤寒、艾滋病、白喉、炭疽、脊髓灰质炎死亡的病人尸体，必要时应消毒后火化或者按照规定深埋。医疗保健机构、卫生防疫机构必要时可以对传染病病人尸体或疑似传染病病人尸体进行解剖查验。

三、违反传染病防治法的法律责任

1. 行政责任

　　行政责任包括行政处罚和行政处分。《中华人民共和国传染病防治法》及其实施办法规定单位或个人在传染病防治过程中出现严重违法行为时，由县级以上行政主管部门给予行政处罚，而对相关主管人员和责任者，其所在单位或上级机关给予行政处分。

2. 民事责任

　　《中华人民共和国传染病防治法》规定单位和个人违反规定，导致传染病传播、流行，给他人人身、财产造成损害的，应当依法承担民事责任。

3. 刑事责任

　　《中华人民共和国传染病防治法》规定任何单位和个人违反该法，情节严重构成犯罪的，承担刑事责任。

四、几种常见传染病的防治处理

1. 鼠疫的防治处理

鼠疫是一种病情极为凶险的传染病，是自然疫源性疾病。原来在鼠类和其他野生啮齿动物中流行。跳蚤叮咬病鼠或其他患病动物后又咬人，就可能将病原体耶尔森菌，简称鼠疫杆菌传播给人。肺鼠疫病人的痰里含有大量鼠疫杆菌，可以借飞沫传播，这样便造成鼠疫的流行。

为预防鼠疫，应灭鼠、灭蚤、搞好环境卫生，做好个人防护。灭鼠时，人切忌误服灭鼠药，尤其是儿童。发现疫情后疫区应予封锁，立即上报，进行消毒、灭鼠、灭蚤、检疫等紧急防疫处理。病人应隔离。接触者要检疫9～12天。疫区人员和来疫区工作的人员都要预防接种鼠疫菌苗。

2. 狂犬病的防治处理

狂犬病是由狂犬病毒引起的一种急性传染病，又称恐水病、疯狗病等。狂犬病毒主要在动物间传播。患了狂犬病的动物俗称疯动物，如：疯狗、疯猫、疯狼等，人如果被疯动物咬伤、抓伤就会感染狂犬病毒，就有可能患狂犬病，病死率为百分之百（100%）。

防治措施：不养犬、猫等动物；养犬、猫等动物，就必须定期给这些动物注射狂犬疫苗；不被这些动物所伤；被犬、猫等动物伤后，要及时进行伤口处理，到疾控（防疫）、医院等卫生机构注射人用狂犬疫苗，或按医嘱是否应该注射抗狂犬病毒血清。

3. 麻风病的防治处理

麻风病是由麻风杆菌引起的一种慢性接触传染性皮肤病。主要侵犯皮肤和浅表神经。临床上常有皮肤和神经症状。晚期病人可有眼、鼻、咽喉、淋巴结及内脏损害。

预防措施：早期发现，早期治疗。普遍开展皮肤科门诊，对现症病人的家属及其密切接触者进行健康检查，做到及时发现、及时治疗；开展宣传，在人民群众中普及麻防知识，争取早防、早治；搞好爱国卫生运动，增强体质，减少发病。

麻风病是完全可以治好的，特别是近几年来采用了联合化疗，加快了治愈速度，缩短了疗程，提高了治愈率。

第二节　突发公共卫生事件应急处理法律法规

2007年3月27日18:33分，市中心120指挥调度接到呼救电话诉："市下水管网内施工现场有6～8名工人在作业时突然昏迷，请速来救治。"接警后，120受理员迅速下达出诊指令，急派中心站3辆急救车、6名医护赶往现场，同时调派市医院急救分站2辆急救车，赶往现场增援救治，并请求119联动救援，启动了《紧急救援中心突发公共事件应急预案》。到达现场第一目击者——急救医生将事故现场情况按照处置流程和原则迅速报告120受理员，并逐级上报中心领导、市卫生局和市政府值班领导。

急救人员5分钟到达现场，随后到达的119消防人员身着防护服进入下水管网内，先后救出8名患者，初步明确沼气吸入中毒后，急救人员立即建立临时救治分区，进行分类检伤和病情分级，确定重度2人、中度4人、轻度2人，由现场医疗指挥员汇报急速到的市卫生局、安监局及市政府主要领导。

重度患者双侧瞳孔散大、呼吸心跳停止、大动脉搏动消失；中度患者表现为意识模糊、昏睡、呼吸困难及呕吐；轻度中毒患者表现为头晕、头疼、胸闷乏力、咽痛咳嗽；医疗急救人员考虑沼气多为混合气体（甲烷、一氧化碳气等多种混合气体组成），导致患者吸入性气体中毒，致使患者严重缺氧。分别按重、中、轻的处置原则，实施现场医疗急救。对重症患者现场气管插管后，采取机械通气、心肺复苏、开通静脉纠正休克等措施治疗。

经抢救1名重度患者自主呼吸、血压及心跳恢复，另1名重度患者经抢救心跳恢复但仍无自主呼吸；4名中度中毒患者给予面罩吸氧、心电监护、开放静脉纠正酸碱平衡等对症治疗；2名轻度患者给予吸氧、开放静脉及观察病情变化等对症治疗。在现场实施救治的同时，分批将患者按重、中、轻的原则，安全转送至医科大学附属医院进一步抢救治疗。中心调度员继续对中毒人员的院内治疗情况进行随访，随时报告各相关部门。

☆突发公共卫生事件处理原则是什么？

☆上述案例体现了突发公共卫生事件处理的哪些机制？

一、突发公共卫生事件的概念与分类

1. 突发公共卫生事件的概念

2003 年 SARS 疫情之后，国家制定了一系列突发公共卫生事件应急法律法规，比如《突发公共卫生事件应急条例》（2003 年）、《中华人民共和国突发事件应对法》（2007 年）等。在我国，突发公共卫生事件是指突然发生，造成或可能造成社会公众健康严重损害的重大传染病疫情、群体性不明原因疾病，重大食物和职业中毒以及其他严重影响公众健康的事件。

知识链接

2002 年 11 月 16 日，广东佛山发现第一例 SARS 病例，3 月初，北京发现第一例"非典"病例，由于疫情披露还不及时，在很长一段时间里民众甚至公共卫生部门并不知道疫情发展的实际情况。疫情发展的严峻形势与披露数据的巨大反差使海外媒体、世界卫生组织和部分民众产生了疑问。

4 月 20 日，国务院新闻办召开新闻发布会，通报了最新疫情，宣布了一系列改进工作的措施，比如兴建小汤山隔离治疗基地，派遣督察组，承诺每天公布全国疫情，这些得到了全国人民和海外舆论的高度评价。

此后几天，全国各地和中央有关各部门纷纷出台严密措施积极应对疫情，比如对交通工具的严密监控，旅游政策的调整，不少学校停课等。随着社会恐慌的减少、SARS 疫情的逐渐控制，政府获得普遍的赞赏和支持。

从 5 月中旬开始，全国日发病人数、日死亡人数大幅下降，治愈出院人数大幅上升，疫情趋于平缓。从 6 月初开始，全国日发病人数达到零报告或个位数报告。至 7 月 31 日，整个"非典"事件趋于平息。

2. 分类

根据事件的表现形式可将突发公共卫生事件分为以下两类。

（1）在一定时间、一定范围、一定人群中，当病例数累计达到规定预警值时所形成的事件。例如传染病、不明原因疾病、中毒（食物中毒、职业中毒）、预防接种反应、菌种、毒株丢失等，以及县以上卫生行政部门认定的其他突发公共卫生事件。

（2）在一定时间、一定范围，当环境危害因素达到规定预警值时形成的事件，病例为事后发生，也可能无病例。例如生物、化学、核和辐射事件（发生事件时尚未出现病例），包括传染病菌种、毒株丢失；病媒、生物、宿主相关事件；化学物泄漏事件、放射源丢失、受照、核污染辐射及其他严重影响公众健康的事件（尚未出现病例或病例事后出现）。

根据事件的成因和性质，突发公共卫生事件可分为：重大传染病疫情、群体性不明原因疾病、重大食物中毒和职业中毒、新发传染性疾病、群体性预防接种反应和群体性药物反应、重大环境污染事故、核事故和放射事故、生物、化学、核辐射恐怖事件、自然灾害导致的人员伤亡和疾病流行，以及其他影响公众健康的事件。

二、突发公共卫生事件的处理机构与处理原则

为了有效地应对突发公共卫生事件，降低其带来的危害程度，我国规定突发公共卫生事件发生后，国务院设立全国突发公共卫生事件应急处理指挥部，由国务院有关部门和军队有关部门组成，国务院主管领导人担任总指挥，负责对全国突发公共卫生事件应急处理统一领导、统一指挥。国务院卫生行政主管部门和其他有关部门，在各自的职责范围内做好突发公共卫生事件应急处理的有关工作。

省、自治区、直辖市人民政府成立地方突发公共卫生事件应急处理指挥部，省、自治区、直辖市人民政府主要领导人担任总指挥，负责领导、指挥本行政区域内突发公共卫生事件应急处理工作。

县级以上地方人民政府卫生行政主管部门，具体负责组织突发公共卫生事件的调查、控制和医疗救治工作。县级以上地方人民政府有关部门，在各自的职责范围内做好突发公共卫生事件应急处理的有关工作。

为了处理好突发公共卫生事件，在工作中要贯彻以下原则：统一领导、分级负责、反应及时、措施果断、依靠科学、加强合作。这一原则是根据党中央、国务院在 2003 年抗击非典型肺炎斗争中提出的要求并加以规定的。统一领导，是指在突发事件应急处理的各项工作中，必须贯彻统一领导的原则。分级负责，主要体现在两个方面：一是突发事件有全国性（包括跨区域的）和地方性之分，要根据突发事件的级别和性质分级负责；二是在实践中，突发事件有按照事件对公众造成的严重程度划分级别的做法，根据具体情况，分级负责。反应及时、措施果断是有效控制突发事件、事态的前提，要求在突发事件发生后，有关人民政府及有关部门应及时做出反应，采取正确的果断的措施。依靠科学、加强合作，是指处理突发事件要尊重、依靠科学，各有关部门、科研单位、学校等都要通力合作，资源共享。

三、突发公共卫生事件预案

为有效预防、及时控制和消除突发公共卫生事件及其危害，指导和规范各类突发公共卫生事件的应急处理工作，最大限度地减少突发公共卫生事件对公众健康造成的危害，保障公众身心健康与生命安全，我国制定了《国家突发公共卫生事件应急预案》，预案分为总则、应急组织体系及职责、突发公共卫生事件的监测、预警与报告、突发公共卫生事件的应急反应和终止、善后处理、突发公共卫生事件应急处置的保障、预案管理与更新和附则八个部分。

预案要根据突发公共卫生事件的形势变化和实施中发现的问题及时进行更新、修订和补充。国务院有关部门根据需要和本预案的规定，制定本部门职责范围内的具体工作预案。县级以上地方人民政府根据《突发公共卫生事件应急条例》的规定，参照预案并结合本地区实际情况，组织制定本地区突发公共卫生事件应急预案。

　　预案适用于突然发生，造成或者可能造成社会公众身心健康严重损害的重大传染病、群体性不明原因疾病、重大食物和职业中毒以及因自然灾害、事故灾难或社会安全等事件引起的严重影响公众身心健康的公共卫生事件的应急处理工作。

四、突发公共卫生事件的监控预警机制

　　为预防突发公共卫生事件的发生，要求县级以上地方人民政府应当建立和完善突发事件监测与预警系统。县级以上各级人民政府卫生行政主管部门应当指定机构负责开展突发事件的日常监测，并确保监测与预警系统的正常运行。监测与预警工作应当根据突发事件的类别，制定监测计划，科学分析、综合评价监测数据。对早期发现的潜在隐患以及可能发生的突发事件，应当依照预案规定的报告程序和时限及时报告。

五、突发公共卫生事件的应急报告和通报制度

1. 应急报告

　　国务院卫生行政主管部门制定突发事件应急报告规范，建立重大、紧急疫情信息报告系统。有下列情形之一的，省、自治区、直辖市人民政府应当在接到报告1小时内，向国务院卫生行政主管部门报告。

　　① 发生或者可能发生传染病暴发、流行的。

　　② 发生或者发现不明原因的群体性疾病的。

　　③ 发生传染病菌种、毒种丢失的。

　　④ 发生或者可能发生重大食物和职业中毒事件的。

　　国务院卫生行政主管部门对可能造成重大社会影响的突发事件，应当立即向国务院报告。

　　突发事件监测机构、医疗卫生机构和有关单位发现有上述规定情形之一的，应当在2小时内向所在地县级人民政府卫生行政主管部门报告；接到报告的卫生行政主管部门应当在2小时内向本级人民政府报告，并同时向上级人民政府卫生行政主管部门和国务院卫生行政主管部门报告。

　　县级人民政府应当在接到报告后2小时内向设区的市级人民政府或者上一级人民政府报告；设区的市级人民政府应当在接到报告后2小时内向省、自治区、直辖市人民政府报告。具体流程如图9-2所示。

　　任何单位和个人对突发事件，不得隐瞒、缓报、谎报或者授意他人隐瞒、缓报、谎报。接到报告的地方人民政府、卫生行政主管部门依照规定报告的同时，应当立即组织力量对报告事项调查核实、确证，采取必要的控制措施，并及时报告调查情况。

2. 通报

　　国务院卫生行政主管部门应当根据发生突发事件的情况，及时向国务院有关部门和各省、自治区、直辖市人民政府卫生行政主管部门以及军队有关部门通报。

　　突发事件发生地的省、自治区、直辖市人民政府卫生行政主管部门，应当及时向毗邻省、自治区、直辖市人民政府卫生行政主管部门通报。

　　接到通报的省、自治区、直辖市人民政府卫生行政主管部门，必要时应当及时通知本行政区域内的医疗卫生机构。

　　县级以上地方人民政府有关部门，已经发生或者发现可能引起突发事件的情形时，应当及时向同级人民政府卫生行政主管部门通报。

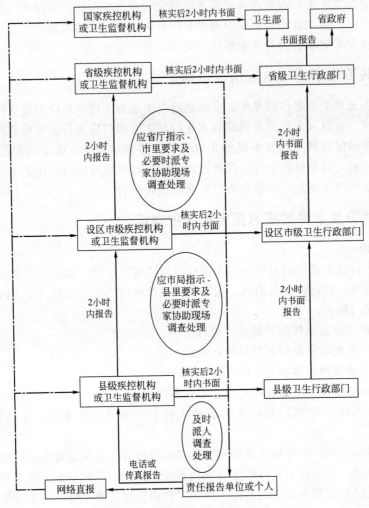

图 9-2　突发事件应急报告流程

六、法律责任

《突发公共卫生事件应急条例》强化了有关政府及其部门不履行法定职责应当承担的责任，进一步明确了有关医疗卫生机构不履行有关义务应当承担的责任，明确了有关单位和个人不按照规定履行应急处理义务应当承担的责任。

1. 政府部门

国务院有关部门、县级以上地方人民政府及其有关部门对突发事件隐瞒、缓报、谎报或者授意他人隐瞒、缓报、谎报，未完成突发事件应急处理所需要的设备、药品等物资的生产、供应、运输和储备的以及有其他失职、渎职的行为的，对政府主要领导人和政府部门主要负责人依法给予降级或者撤职的行政处分；造成传染病传播、流行或者对社会公众健康造成其他严重危害后果的，依法给予开除的行政处分；构成犯罪的，依法追究刑事责任。

2. 医疗卫生机构

医疗卫生机构有下列行为之一的，由卫生行政主管部门责令改正、通报批评、给予警告；情节严重的，吊销《医疗机构执业许可证》；对主要负责人、负有责任的主管人员和其他直接责任人员依法给予降级或者撤职的纪律处分；造成传染病传播、流行或者对社会公众健康造成其他严重危害后果，构成犯罪的，依法追究刑事责任。

　　① 未依照本条例的规定履行报告职责，隐瞒、缓报或者谎报的。

　　② 未依照本条例的规定及时采取控制措施的。

　　③ 未依照本条例的规定履行突发事件监测职责的。

　　④ 拒绝接诊病人的。

　　⑤ 拒不服从突发事件应急处理指挥部调度的。

3. 其他单位和个人

　　在突发事件应急处理工作中，有关单位和个人未按规定履行报告职责，隐瞒、缓报或者谎报，阻碍突发事件应急处理工作人员执行职务，拒绝国务院卫生行政主管部门或者其他有关部门指定的专业技术机构进入突发事件现场，或者不配合调查、采样、技术分析和检验的，对有关责任人员依法给予行政处分或者纪律处分；触犯《中华人民共和国治安管理处罚条例》，构成违反治安管理行为的，由公安机关依法予以处罚；构成犯罪的，依法追究刑事责任。

　　在突发事件发生期间，散布谣言、哄抬物价、欺骗消费者，扰乱社会秩序、市场秩序的，由公安机关或者工商行政管理部门依法给予行政处罚；构成犯罪的，依法追究刑事责任。

第三节　药品管理法律法规

　　2002 年 11 月 5 日，某县药监局执法人员在检查中发现，某某零售药店销售的左金丸有劣药嫌疑，便当场予以查封。后经调查证实：该药店于同年 10 月 28 日从该县医药公司购进左金丸 200 瓶，每瓶进购价 4 元，共付价款 800 元；已经销售 51 瓶，每瓶销售价 4.4 元，销售取得价款 224.4 元；尚有 149 瓶未销售。紧接着对该县医药公司进行检查，发现该医药公司向××药业公司（药品生产企业）购进同批左金丸 1000 瓶，进购价每瓶 3.5 元，除了向该药店销售 200 瓶外，其他的在仓库尚未销售。后经检验证实，该批左金丸确实属于劣药。

　　根据上述事实，该县药品监督管理局依照《中华人民共和国药品管理法》第七十五条规定，以生产经营劣药为由，拟对三家行政相对人作出如下行政处罚，并送达了《行政处罚事先告知书》：① 对医药公司，没收尚未销售的左金丸 800 瓶，没收违法所得 800 元，罚款 14000 元；② 对药店，没收尚未销售的左金丸 149 瓶，没收违法所得 224.4 元，罚款 3600 元；③ 对药业公司，罚款 14000 元，没收违法所得 4500 元（其中利润 1000 元）。三家当事人收到《行政处罚事先告知书》后，药业公司没有提出陈述和申辩，且明确表示接受行政处罚，而医药公司和药店提出不同意见，同时提供了检验报告单、购进票据、药品购进记录等有关证据材料。被处罚人某某药店认为，自己所经营的这批左金丸是从医药公司购进的，进购渠道合法，手续齐备，属于合法经营，却不知道是劣药，也没有故意经营劣药，因此，自己不承担法律责任，如有违法，责任在于医药公司，应当由医药公司负责。被处罚人某某医药公司认为，某某药业公司是合法的药品生产企业，在向其购进该批左金丸时，已索取检验报告单和有关票据，一切手续合法，至于该批左金丸属于劣药问题，应当追究某某药业公司的法律责任。

　　☆你认为以上处理是否合适？为什么？应如何处理？

一、药品管理法概述

药品是受法律控制最严格的商品，运用法律手段管理药品是世界通行的药品管理规则。国家通过制定和颁布有关法律、法规、规章来规范药品的生产、经营、使用、监督管理等环节，明确各类单位和人员的责任，依法给药、用药，从而使药品的质量得到保证，以达到维护人民健康和用药的合法权益的最终目的。

完整的药品法律法规体系包括药品的研制、生产、流通、使用、价格、广告等各个方面，同时应明确界定医护人员、药剂师、消费者、进口商和经销商的权利和责任。上述人员在保证满足消费者的行为中扮演着不同的角色，具有不同的价值取向。立法必须确定授权管理药品的人应具备的资格或明确有权行使这种权利的人员之权限。

目前我国药事法规建设正在逐步完善，常用的与药品有关的法律法规已有二十多部，主要包括：《中华人民共和国药品管理法》、《中华人民共和国药品管理法实施条例》、《药品包装、标签和说明书管理规定》（暂行）、《药品生产质量管理规范》等。

二、药品生产、经营企业的管理

1. 药品生产企业的管理

开办药品生产企业，须经企业所在地省、自治区、直辖市人民政府药品监督管理部门批准并发给《药品生产许可证》，凭《药品生产许可证》到工商行政管理部门办理登记注册。无《药品生产许可证》的，不得生产药品。

开办药品生产企业，必须具备以下条件。

① 具有依法经过资格认定的药学技术人员、工程技术人员及相应的技术工人。

② 具有与其药品生产相适应的厂房、设施和卫生环境。

③ 具有能对所生产药品进行质量管理和质量检验的机构、人员以及必要的仪器设备。

④ 具有保证药品质量的规章制度。

药品生产企业必须按照国务院药品监督管理部门制定的《药品生产质量管理规范》组织生产，确保生产药品所需的原料、辅料符合药用要求，并对其生产的药品进行质量检验。药品监督管理部门按照规定对药品生产企业是否符合《药品生产质量管理规范》的要求进行认证；对认证合格的，发给认证证书。

2. 药品经营企业的管理

开办药品批发企业，须经企业所在地省、自治区、直辖市人民政府药品监督管理部门批准并发给《药品经营许可证》；开办药品零售企业，须经企业所在地县级以上地方药品监督管理部门批准并发给《药品经营许可证》，凭《药品经营许可证》到工商行政管理部门办理登记注册。无《药品经营许可证》的，不得经营药品。《药品经营许可证》应当标明有效期和经营范围，到期重新审查发证。

开办药品经营企业必须具备以下条件。

① 具有依法经过资格认定的药学技术人员。

② 具有与所经营药品相适应的营业场所、设备、仓储设施、卫生环境。

③ 具有与所经营药品相适应的质量管理机构或者人员。

④ 具有保证所经营药品质量的规章制度。

药品经营企业必须按照国务院药品监督管理部门制定的《药品经营质量管理规范》经营药品。药品监督管理部门按照规定对药品经营企业是否符合《药品经营质量管理规范》的要求进行认证；对认证合格的，发给认证证书。

药品经营企业购进药品，必须建立并执行进货检查验收制度，验明药品合格证明和其他标识；不符合规定要求的，不得购进。药品经营企业销售药品必须准确无误，并正确说明用法、用量和注意事项；调配处方必须经过核对，对处方所列药品不得擅自更改或者代用。对有配伍禁忌或者超剂量的处方，应当拒绝调配；必要时经处方医师更正或者重新签字，方可调配。

三、药品管理法律规定

为提高用药水平，避免药品的滥用危害人们的健康和生命，我国实行药品分类管理制度。2000 年 1 月 1 日，国家药品监督管理局以第 10 号局长令颁布《处方药和非处方药分类管理办法（试行）》，正式实施药品分类管理制度。2001 年 2 月 28 日全国人民代表大会常委会第二十次会议通过修订的《中华人民共和国药品管理法》第三十七条明确规定："国家对药品实行处方药与非处方药分类管理制度。具体办法由国务院制定。"这将我国药品分类管理制度以法律形式确定下来。

1. 处方药（prescription drugs）

处方药是指必须凭执业医师或执业助理医师处方才可调配、购买和使用的药品。实施药品分类管理制度的核心是严格处方药监督管理，规范处方药的使用。通过对处方药的审批、处方权限、广告、标签及说明书进行严格管理，规范并加强处方药的用药指导，有利于保证人们用药安全有效，增强人们自我保健、自我药疗的意识，引导人们科学合理地用药。

知识链接

以下类别的药品必须凭处方销售：注射剂、医疗用毒性药品、二类精神药品、按兴奋剂管理的药品、精神障碍治疗药（抗精神病、抗焦虑、抗躁狂、抗抑郁药）、抗病毒药（逆转录酶抑制剂和蛋白酶抑制剂）、肿瘤治疗药、含麻醉药品的复方口服溶液和曲马多制剂、未列入非处方药目录的抗菌药和激素。

2. 非处方药（nonprescription drugs）

非处方药是指不需要凭执业医师或执业助理医师处方即可自行判断、购买和使用的药品。国外将非处方药称为"可在柜台上买到的药品"（over the counter drugs，简称 OTC）。

非处方药主要是用于治疗各种消费者容易自我诊断、自我治疗的常见轻微疾病。

非处方药的特点是：①有高度的安全性，不会引起药物依赖性，不良反应发生率低，不在体内蓄积，不致诱导耐药性或抗药性。②药效、剂量具有稳定性。③非处方药能减轻疾病的初始症状或缓解病情的发展。④药品起效快速，疗效确切、明显，适于那些能自我作出判断的疾病。⑤非处方药说明书文字应通俗易懂，易于指导使用。

根据药品的安全性将非处方药分为甲、乙两类。

甲类非处方药：必须在具有《药品经营许可证》并配备执业药师的药店调配、销售。乙类非处方药：可在经省级药品监督管理部门或其授权的药品监督管理部门批准的非药品专营企业（如超市、宾馆、副食店等）中零售。

非处方药的专有标识为椭圆形背景下的 OTC（over the counter drugs）三个英文字母，是国际上对非处方药的习惯称谓。非处方药的专有标识分为红色和绿色，红色用于甲类非处方药品，绿色用于乙类非处方药品。

　　处方药与非处方药的划定不是由药品生产企业或经营企业自我决定的，而是由国家药品监督管理部门组织有关部门和专家进行遴选并批准的。

四、药品监督的法律规定

　　药品监督管理是指药品监督管理行政机关依照法律法规的授权，依据相关法律法规的规定，对药品的研制、生产、流通和使用环节进行管理的过程。国家食品药品监督管理局是国务院综合监督食品、保健品、化妆品安全管理和主管药品监管的直属机构，负责对药品的研究、生产、流通、使用进行行政监督和技术监督；负责食品、保健品、化妆品安全管理的综合监督、组织协调和依法组织开展对重大事故的查处；负责保健品的审批。

五、法律责任

1. 行政责任

　　（1）药品监督管理部门违反《中华人民共和国药品管理法》规定，有下列情形之一的，由其上级主管机关或者监察机关责令收回违法发给的证书、撤销药品批准文件，对直接负责的主管人员和其他直接责任人员给予行政处分；构成犯罪的，依法追究刑事责任。

　　① 对不符合《药品生产质量管理规范》、《药品经营质量管理规范》的企业发给符合有关规范的认证证书的，或者对取得认证证书的企业未按规定履行跟踪检查职责，对不符合认证条件的企业未依法责令其改正或者撤销其认证证书的。

　　② 对不符合法定条件的单位发给《药品生产许可证》、《药品经营许可证》或者《医疗机构制剂许可证》的。

　　③ 对不符合进口条件的药品发给进口药品注册证书的。

　　④ 对不具备临床试验条件或者生产条件而批准进行临床试验、发给新药证书、发给药品批准文号的。

　　（2）药品监督管理部门或者其设置的药品检验机构或者其确定的专业从事药品检验的机构，参与药品生产经营活动的，由其上级机关或者监察机关责令改正，有违法收入的予以没收；情节严重的，对直接负责的主管人员和其他直接责任人员给予行政处分。

　　药品监督管理部门或者其设置的药品检验机构或者其确定的专业从事药品检验的机构的工作人员参与药品生产经营活动的，依法给予行政处分。

　　（3）药品监督管理部门或者其设置、确定的药品检验机构，在药品监督检验中违法收取检验费用的，由政府有关部门责令退还，对直接负责的主管人员和其他直接责任人员给予行政处分。对违法收取检验费用情节严重的机构，撤销其检验资格。

　　（4）已取得《药品生产许可证》、《药品经营许可证》的企业生产、销售假药、劣药的，除依法追究该企业的法律责任外，对有失职、渎职行为的药品监督管理部门直接负责的主管人员和其他直接责任人员依法给予行政处分；构成犯罪的，依法追究刑事责任。

　　（5）上级药品监督管理部门对下级药品监督管理部门违反《中华人民共和国药品管理法》的行政行为，责令限期改正；逾期不改正的，有权予以改变或者撤销下级的具体行政行为。

　　（6）药品监督管理人员滥用职权、徇私舞弊、玩忽职守，构成犯罪的，依法追究刑事责任；尚不构成犯罪的，依法给予行政处分。

2. 民事责任

　　关于违反《中华人民共和国药品管理法》的民事责任，我国《药品管理法》第九十三条规定："药品的生产企业、经营企业、医疗机构违反本法规定，给药品使用者造成损害的，依法承担赔偿责任。"违反我国《药品管理法》的民事责任，按此规定处理。

3. 刑事责任

违反我国《药品管理法》的有关规定，构成犯罪的，依照我国《刑法》的有关规定追究其刑事责任；具体规定已在前述说明，在此不作赘述。我国《刑法》对关于药品方面的犯罪行为，作出下列规定。

（1）我国《刑法》第一百四十一条规定："生产、销售假药，足以严重危害人体健康的，处三年以下有期徒刑或者拘役，并处或者单处销售金额百分之五十以上二倍以下罚金；对人体健康造成严重危害的，处三年以上十年以下有期徒刑，并处销售金额百分之五十以上二倍以下罚金；致人死亡或者对人体健康造成特别严重危害的，处十年以上有期徒刑、无期徒刑或者死刑，并处销售金额百分之五十以上二倍以下罚金或者没收财产。"

（2）我国《刑法》第一百四十二条规定："生产、销售劣药，对人体健康造成严重危害的，处三年以上十年以下有期徒刑，并处销售金额百分之五十以上二倍以下罚金；后果特别严重的，处十年以上有期徒刑或者无期徒刑，并处销售金额百分之五十以上二倍以下罚金。"

（3）我国《刑法》第三百五十五条规定："依法从事生产、运输、管理、使用国家管制的麻醉药品、精神药品的人员，违反国家规定，向吸食、注射毒品的人提供国家规定管制的能够使人形成瘾癖的麻醉药品、精神药品的，处三年以下有期徒刑或者拘役，并处罚金；情节严重的，处三年以上七年以下有期徒刑，并处罚金。向走私、贩卖毒品的犯罪分子或者以牟利为目的，向吸食、注射毒品的人提供国家规定管制的能够使人形成瘾癖的麻醉药品、精神药品的，依照本法第三百四十七条的规定定罪处罚。"

单位犯罪的，对单位判处罚金，并对直接负责的主管人员和其他直接责任人员依照前款规定处罚。

第四节　食品卫生法律法规

2006 年 11 月 24 日，上海市食品药品监督管理局金山分局的执法人员到上海爱邦铝箔制品有限公司食堂进行检查时，发现该公司食堂未取得有效食品卫生许可证而供应职工饭菜。金山分局根据《中华人民共和国食品卫生法》第二十七条第一款、第四十条和《食品卫生行政处罚办法》第七条第三款、第十一条第一款第（二）项、第二款的规定，作出行政处罚决定，对该公司食堂予以取缔并罚款 2000 元。该公司不服，提起行政复议，复议机关维持了原行政处罚决定。该公司缴纳罚款后，向上海市金山区人民法院提起诉讼。

原告诉称，根据《中华人民共和国食品卫生法》第二十七条规定，食品生产经营企业和食品摊贩从事食品生产经营活动须取得卫生许可证。原告系铝箔制品企业，既非食品生产经营企业，也非食品摊贩，被告处罚主体错误。

被告上海市食品药品监督管理局金山分局辩称，根据《中华人民共和国食品卫生法》第二十七条、第五十四条，卫生部《餐馆业和集体用餐配送单位卫生规范》和《上海市食品经营卫生许可证发放管理办法》规定，食堂无论营利还是非营利，均须取得食品卫生许可证。原告开办食堂未取得卫生许可证，对其予以处罚于法有据，且在法律规定的范围内自由裁量适当，处罚程序合法。故请求驳回原告的诉讼请求。

上海市金山区人民法院经审理认为，原告开办食堂涉及众多职工，其食品卫生事关公共安全，与食堂是否营利无关，应属公共食品卫生监管领域，故原告提出其非营利性食堂不受该法限制的意见，与法有悖。根据《中华人民共和国食品卫生法》第二十七条第一款、第二款和第五十四条，卫生部《食品卫生许可证管理办法》和《上海市食品经营卫生许可证发放管理办法》的规定，食堂应办理食品卫生许可证。依照《中华人民共和国食品卫生法》第二十七条、第四十条和第五十四条及《最高人民法院关于执行〈中华人民共和国行政诉讼法〉若干问题的解释》第五十六条第（四）项之规定，判决：驳回原告诉讼请求。

判决后，原告不服，提起上诉。上海市第一中级人民法院二审判决驳回上诉，维持原判。

☆不盈利的职工食堂为什么也要纳入食品许可范围？

☆行政复议和法院判决有什么区别？

一、食品卫生的一般法律规定

1. 食品的一般卫生要求

食品应当无毒、无害，符合应当有的营养要求，具有相应的色、香、味等感官性状。

① 无毒无害，即食品应安全卫生。无毒无害是指不造成食用者的急性、慢性疾病，不构成对人体的危害，或食品中虽含有极少量有毒、有害物质，但在正常食用情况下，不致危害人的健康。可见，所谓食品的无毒、无害是相对的，食品中有毒、有害物质的含量必须在食品卫生标准规定的限度内。

② 食品应达到一定的营养要求，这是衡量食品卫生是否合格的标准。营养要求，不仅包括蛋白质、脂肪、维生素等营养素的含量，还包括该种食品的消化吸收率及对人体维持正常生理功能应发挥的作用。

③ 食品应当具有相应的色、香、味等感官性状，这是衡量食品是否变质的重要标志。感官性状包括色、香、味及组织状态上的弹性、干湿、滑涩、清浊程度等靠人的感觉器官加以判定的性质状态。

2. 婴幼儿食品的卫生要求

婴幼儿时期是人类生长发育的基础阶段，这类人群的身心健康和苗壮成长关系到每个家庭的幸福、整个中华民族素质的提高。由于他们的消化系统、免疫系统不够完善，抵御疾病的能力较弱，所以专供婴幼儿的主、辅食品除了具有食品的一般卫生要求外，必须符合国务院卫生行政部门制定的专项营养、卫生标准。如婴幼儿食品中不得加入香精、色素、糖精、味精等添加剂。

3. 保健食品的卫生要求

表明具有特定保健功能的食品，其卫生标准由国务院卫生行政部门制定。

4. 禁止生产经营的食品

① 腐败变质、油脂酸败、霉变、生虫、污秽不洁、混有异物或者其他感官性状异常、可能对人体健康有害的。

② 含有毒、有害物质或者被有毒、有害物质污染，可能对人体健康有害的。

③ 含有致病性寄生虫、微生物的，或者微生物毒素含量超过国家限定标准的。

④ 未经兽医卫生检验或者检验不合格的肉类及其制品。

⑤ 病死、毒死或者死因不明的禽、畜、兽、水产动物等及其制品。

⑥ 容器包装污秽不洁、严重破损或者运输工具不洁造成污染的。

⑦ 掺假、掺杂、伪造，影响营养、卫生的。

⑧ 用非食品原料加工的，加入非食品用化学物质的或将非食品当做食品的。

⑨ 超过保质期的。

⑩ 为防病等特殊需要，国务院卫生行政部门或者省、自治区、直辖市人民政府专门规定禁止出售的。

⑪ 含有未经国务院卫生行政部门批准使用的添加剂或者农药残留超过国家规定容许量的。

⑫ 食品中不得加入药品，但是按照传统既是食品又是药品的作为原料、调料或者营养强化剂加入的除外。

⑬ 其他不符合食品卫生标准和卫生要求的。

二、特殊食品的法律规定

1. 新资源食品

利用新资源生产的食品、食品添加剂的新品种，生产经营企业在投产前，必须提出该产品卫生评价和营养评价所需的资料；与食品密切相关的，利用新的原材料生产的食品容器、包装材料和食品用工具、设备的新品种，生产经营企业在投产前，必须提出该产品卫生评价所需资料。上述新品种在投入生产前还需提供样品，并按照规定的食品卫生标准审批程序报请审批。卫生评价资料包括：理化性质（成分分析、杂质、有害物质的鉴定），安全性毒理学评价，质量标准草案，生产工艺，使用范围，用量，残留（或迁移）量及其检验方法。营养评价资料包括：营养成分、消化吸收和生物效应等。

2. 保健食品

表明具有特定保健功能的食品，其产品及说明书必须报国务院卫生行政部门审查批准，其卫生标准和生产经营管理办法，由国务院卫生行政部门制定。此类产品的说明书内容必须真实，该产品的功能和成分必须与说明书一致。

3. 进出口食品

对进出口的食品，食品相关用品的卫生管理可以有效地维护我国食品卫生管理的秩序和国际商业信誉，是防止疾病和污染，防止内外传播、扩散的重要措施。

进口食品等方面的所列产品，必须符合国家卫生标准和卫生管理办法的规定。口岸进口食品卫生监督检验机构依法对所进口的产品进行卫生监督、检验。检验合格的，方准进口，海关凭检验合格证放行。与此同时，进口单位应提供输出国（地区）所使用的农药、添加剂、熏蒸剂等有关资料和检验报告。如果所进口的产品在依法检验时，我国目前尚无相关的国家卫生标准，进口单位则必须提供输出国（地区）的卫生部门或组织出具的卫生评价资料，经口岸进口食品卫生监督检验机构审查检验并报国务院卫生行政部门批准后，方可进口。

出口食品由国家进出口商品检验部门进行监督、检验，海关凭国家进出口商品检验部门出具的证书放行。检验依据是涉及人体健康、安全的国家食品卫生标准。我国尚未规定强制性标准的，按照对外贸易合同约定的检验标准进行检验或按成交样品、有关国家标准、国家商检局指定的标准进行检验。

三、食品生产经营的法律规定

食品生产经营是指一切食品的生产（不包括种植业和养殖业）、采集、收购、加工、存贮、运输、陈列、供应、销售等活动。对这些活动的卫生要求包括以下几点。

1. 对环境的卫生要求

保持内外环境整洁，采取消除有害昆虫及其孳生条件的措施，与有毒、有害场所保持规定的距离；应当有相应的消毒、更衣、盥洗、采光、照明、通风、防腐、防尘、洗涤、污水排放、存放垃圾或者废弃物的设施。

2. 对企业规模的卫生要求

应当具有与产品品种、数量相适应的食品原料处理、加工、包装、贮存等厂房或场所。

3. 对设备布局和工艺流程的卫生要求

应当合理，防止待加工食品与直接入口食品、原料与成品交叉污染，食品不得接触有毒物、不洁物。

4. 对与食品相关用品的卫生要求

餐具、饮具和盛放直接入口食品的容器，使用前必须洗净、消毒，炊具、用具用后必须洗净，保持清洁；使用的洗涤剂、消毒剂应当对人体安全、无害；贮存、运输和装卸食品的容器包装、工具、设备和条件必须安全、无害，保持清洁，防止食品污染；直接入口的食品应当有小包装或者使用无毒、清洁的包装材料。

5. 对食品生产经营人员的卫生要求

应当经常保持个人卫生（如衣着整洁、常剪指甲、常理头发、经常洗澡等）；生产销售食品时，必须将手洗净，穿戴清洁的工作衣、帽；销售直接入口的食品时，必须使用收获工具。

对食品摊贩和城乡集市贸易食品经营者在食品经营过程中的卫生要求，由省、自治区、直辖市人民代表大会常务委员会根据食品卫生法作出具体规定。

四、餐饮业的监督管理

① 餐饮业经营者必须先取得卫生许可证方可向工商行政管理部门登记。未取得卫生行政许可证的不得从事餐饮经营活动。

② 餐饮业经营者必须建立健全卫生管理制度，配备专职或兼职的食品卫生管理人员。

③ 餐饮业经营者应当根据《中华人民共和国食品卫生法》的有关规定，做好从业人员健康检查和培训工作。

④ 加工经营场所应当保持内外环境整洁，采取有效措施，消除老鼠、蟑螂、苍蝇和其他有害昆虫及孳生条件。

⑤ 食品加工、贮存、销售、陈列的各种防护措施、设备及其运送食品的工具，应当定期维护；冷藏、冷冻及保温设施应当定期清洗、除臭，温度指示装置应当定期校检，确保正常运转和使用。

⑥ 餐饮业经营者发现食物中毒时，必须立即向卫生行政部门报告，并保留造成食物中毒或者可能导致食物中毒的食品及其原料、工具、设备和现场，积极配合卫生行政部门开展食物中毒事故调查和处理。

五、食品卫生管理的法律规定

1. 食品卫生经营许可制度

任何单位和个人申请从事食品生产经营活动，必须首先申请取得卫生行政部门发放的卫生许可证之后，才能向工商行政部门申请登记和取得营业执照。不符合或不具备进行食品生产经营的基本卫生要求和条件的，不予核发卫生许可证。取得卫生许可证的经营者，只能在申请核准的许可项目内从事食品生产经营活动，任何出借、转让、买卖、涂改甚至伪造卫生许可证的行为都是违法的。吊销卫生许可证的食品生产经营者，不得继续从事食品生产经营活动。

2. 人员的健康检查

食品生产经营人员在参加工作前，必须进行健康检查和卫生知识培训，在取得健康证后才能从事相关工作；连续从事食品生产经营的工作人员每年至少进行健康检查一次，以上是对食品生产经营人员的特定法律要求。它是从国家"预防为主"的原则出发，防止肠道传染病和其他食源性疾病的发生，保证人民的健康利益，所采取的一项强制措施。《中华人民共和国食品卫生法》明确规定，患有以下疾病者，不得参加接触直接入口食品的工作，例如：痢疾、伤寒、病毒性肝炎等消化道传染病，活动性肺结核，化脓性或者渗出性皮肤病，以及其他有碍食品卫生的疾病。

3. 食品生产经营企业的内部卫生管理

食品生产经营的卫生状况是保证食品卫生、防止食品污染和食品中毒的最重要部分，必须明确责任，严格管理。企业主要负责人对外代表企业，应对本单位的卫生管理工作承担法律责任。食品卫生法规定，食品生产经营企业应当健全本单位的食品卫生管理制度，配备专职或兼职食品卫生管理人员，加强对所生产经营食品的检验工作。

4. 食品市场和城乡集市贸易的卫生管理

食品市场泛指城乡经营食品的各类商场、市场。食品市场的举办者应是食品市场的管理者，负责市场内的食品卫生管理工作，并在市场内设置必要的公共卫生设施，保持良好的环境卫生状况。城乡集市贸易的食品卫生工作是政府市场管理工作的一个有机组成部分。工商行政部门的职责，主要是检查集市贸易的食品生产经营者是否取得卫生行政部门发放的卫生许可证。卫生行政部门负责食品卫生监督检验工作。两个部门相互配合，共同维护食品在流通中的卫生，维护人们的健康。

知识链接

2012 年 10 月 19 日公布的《卫生事业发展"十二五"规划》要求，加强食品安全工作，强化食品安全风险监测网络建设，整合监测资源，建立统一的国家食品安全风险监测体系，健全食品安全风险交流制度。

规划要求，贯彻落实《国家食品安全监管体系"十二五"规划》，进一步加强食品安全监管工作。推进食品安全法配套法规制度建设，进一步完善食品安全工作机制。强化食品安全风险监测网络建设，整合监测资源，建立统一的国家食品安全风险监测体系，健全食品安全风险交流制度。

规划提出，加强食品安全标准制修订工作，尽快完成现行食品安全标准清理整合工作，加强重点品种、领域的标准制修订工作，充实完善食品安全国家标准体系。建立健全食品安全事故信息报告和流行病学调查机制，提高各级疾病预防控制机构食源性疾病监测和事故应急能力。

规划明确，继续发布违法添加非食用物质"黑名单"。加强食品安全法律、法规、标准和相关知识宣传教育。加强餐饮食品安全监管。

六、法律责任

1. 行政责任

《中华人民共和国食品卫生法》规定，凡有下列行为之一的，应当给予行政处罚。

① 生产经营不符合卫生标准的食品，造成一般食物中毒事故或其食源性疾患的行为。

② 未取得卫生许可证或者伪造、涂改、出借卫生许可证从事食品生产经营活动的；取得卫生许可证，却擅自超越核定内容、过期使用、擅自改建扩建的，按未取得卫生许可证查处。

③ 食品生产经营过程中不符合卫生要求的行为。

④ 生产经营禁止生产经营的食品的行为。

⑤ 生产经营不符合营养、卫生标准的专供婴幼儿的主辅食品的行为。

⑥ 生产经营或者使用不符合卫生标准和卫生管理办法规定的食品用产品的行为。

⑦ 未经国务院卫生行政部门审查批准而生产经营标明具有特定保健功能的食品的行为。

⑧ 定型包装食品和食品添加剂的包装标识或者产品说明书上不规范的行为。

⑨ 食品生产经营人员未取得健康证而从事食品生产经营的行为。

⑩ 拒绝、阻碍食品卫生监督管理人员依法执行职务，但未使用暴力、威胁方法的行为。

2. 民事责任

民事责任是指民事赔偿责任。食品生产经营人员违反《中华人民共和国食品卫生法》的规定，造成食物中毒事故或者其他食源性疾患的，或者给他人造成损害的，应当依法承担民事赔偿责任。违法行为人承担民事责任的条件如下。

① 行为给他人造成损害。

② 加害行为是违法行为。

③ 违法行为和损害事实之间存在因果关系。

3. 刑事责任

① 生产经营不符合卫生标准的食品，造成严重食物中毒事故或者其他严重食源性疾病，对人体健康造成严重危害的，或者在生产经营中掺入有毒、有害的非食品原料的，依法追究刑事责任。《中华人民共和国刑法》第一百四十三条、第一百四十四条对相应的刑事责任做出规定。

② 以暴力、威胁方法阻碍食品卫生监督管理人员依法执行职务的，依据《中华人民共和国刑法》第二百七十七条以妨碍公务罪定罪量刑。

③ 卫生行政部门对不符合条件的生产经营者发放卫生许可证，直接责任人收受贿赂，构成犯罪的，依据《中华人民共和国刑法》第三百八十五条以受贿罪定罪量刑。

④ 食品卫生监督管理人员滥用职权，玩忽职守，营私舞弊，造成重大事故，构成犯罪的，依据《中华人民共和国刑法》第三百九十七条定罪量刑。

第五节　献血法律制度

非法组织卖血的相关法律　《中华人民共和国献血法》第十八条规定，有下列行为之一的，由县级以上地方人民政府卫生行政部门予以取缔，没收违法所得，可以并处十万元以下的罚款；构成犯罪的，依法追究刑事责任。

① 非法采集血液的。

② 血站、医疗机构出售无偿献血的血液的。

③ 非法组织他人出卖血液的。

非法组织卖血罪量刑标准　非法组织他人出卖血液的，处五年以下有期徒刑，并处罚金；以暴力、威胁方法强迫他人出卖血液的，处五年以上十年以下有期徒刑，并处罚金。有前款行为，对他人造成伤害的，依照本法第二百三十四条的规定定罪处罚。

　　非法组织卖血罪犯罪构成　本罪侵犯的客体是国家血液管理制度，同时也对公共卫生造成妨害。为加强采供血机构和血源管理，保证血液质量，维护社会公共卫生安全，我国颁布了一系列的法规规章来建立我国的血液管理制度。其中最主要的是《采供血机构和血液管理办法》（1993年3月27日卫生部发布，1993年7月1日起施行）。依该管理办法，开展采供血业务，只能由取得采供血许可的单位和个人进行。所谓采血是指采集、储存血液，并向临床或血液制品生产单位供血的行为，所谓血液，是指用于临床的全血、成分血和用于血液制品生产的原料血浆。设区的市级以上政府献血办公室负责辖区内的血源管理。凡参加献血的公民，应当依照规定到当地献血办公室进行登记，其他向采供血机构提供血液的公民，必须持本人居民身份证，按规定向当地献血办公室申请供血证。由此可见，只有献血办公室和采供血机构才有资格在其被许可的项目范围内组织他人出卖血液，开展采供血业务。除献血办公室或设区的市级以上卫生行政部门指定的血站以外的任何单位和个人，都不得组织血源供血。否则，即违反了血源和采供血管理的有关规定，侵犯了国家血液管理制度。同时该非法采集的血液流向社会后，会对公共卫生造成严重的妨害。

　　本罪在客观方面表现为非法组织他人出卖血液的行为。本罪客观特征集中表现为行为人将血液视为"商品"而组织他人加以出卖。"非法"是指违反我国《献血法》规定的无偿献血制度。无偿献血是一种纯属无私奉献的献血。第八届全国人民代表大会常务委员会第二十九次会议通过了《中华人民共和国献血法》，在第二条明确规定："国家实行无偿献血制度。"这是第一次以法律的形式规定无偿献血制度，意味着对卖血行为及组织卖血行为的坚决取缔。因此，组织他人卖血的行为是非法的。

　　非法组织他人出卖血液的行为，具体说来，是行为人在组织他人卖血过程中实施了策划、指挥、领导的行为。在实践中，这种行为一般表现为动员、拉拢、联络、串联、制定计划、下达命令、分配任务、出谋划策等形式。

　　本罪的主体要件是一般主体，任何达到刑事责任年龄且具备刑事责任能力的自然人均能构成本罪。单位亦能成为本罪主体。单位犯本罪的，实行两罚制，即对单位判处罚金，对其直接负责的主管人员和其他直接责任人员依本条规定判处相应刑罚。

　　本罪在主观方面只能由故意构成，过失不构成本罪。至于本罪是否以牟利为目的，本条未作规定，一般而言，非法组织他人出卖血液的行为多以牟利为目的，但并不以此目的为构成要件。

　　☆非法组织卖血和非法组织卖血罪分别违反了什么法律？

一、献血法概述

　　正常成年人的血液总量约相当于体重的7%～8%，即每千克体重有70～80毫升血液。如果在较短时间内失血量超过循环血量的1/5，机体的细胞、组织和脏器的生理功能将受到较严重的损伤。失血量越多，损伤程度越大。输血疗法是现代临床医学的一个重要组成部分，是抢救生命和治疗疾病的重要手段之一，但至关重要的是血液必须来源于健康的机体。

　　献血法是为保证临床用血需要和安全，保障献血者和用血者身体健康活动中产生的各种社会关系的法律规范的总称。献血法分为广义和狭义两种。广义献血法是指我国各级立法机关制定的有关献血、血站及血液制品管理的各种法律规范的总称。狭义献血法是指1997年12月29日第八届全国人民代表大会常务委员会第二十九次会议通过的《中华人民共和国献血法》。该法的制定和实施充分发扬了人道主义精神，促进了社会主义物质文明和精神文明的建设。

二、采血与供血

血站是指不以营利为目的采集、制备、储存血液，并向临床提供血液的公益性卫生机构。血液是指用于临床的全血、成分血。血站管理以省、自治区、直辖市为区域，实行统一规划设置血站、统一管理采供血和统一管理临床用血的原则。县级以上人民政府卫生行政部门负责辖区内血站的监督管理工作。

1. 采血

血站在采血前，必须按照《献血者健康检查标准》，对献血者进行健康检查，健康检查不合格的，不得采集其血液。

血站应当按照国务院卫生行政部门的有关规定，采集献血者的血液，并在《无偿献血证》及献血档案中记录献血者的姓名、出生日期、血型、献血时间、地点、献血量、采血者签名，并加盖该血站采血专用章等。严禁采集冒名顶替者的血液，严禁超量、频繁采集血液。血站采集血液后，对献血者发给《无偿献血证》。《无偿献血证》由国务院卫生行政部门制作，任何单位和个人不得伪造、涂改、出卖、转让、出借。

血站必须严格按照《献血者健康检查标准》中的有关规定，对采集的血液进行检验，保证血液质量。在采集检验标本、采集血液和成分血分离时，必须使用有生产单位名称、生产批准文号和有效期内的一次性注射器和采血器材，用后按规定及时销毁并作记录，避免交叉感染。

血站应当积极开展成分血制备，并指导临床成分血的应用。血站不得单采原料血浆。血源、采供血和检测的原始记录必须保存十年。血液检验（复检）的全血标本的保存期应当在全血有效期内；血清标本的保存期应在全血有效期满后半年。

2. 供血

血站应当保证发出的血液质量、品种、规格、数量无差错。未经检验或者检验不合格的血液，不得向医疗机构提供。血液的包装、储存、运输必须符合《血站基本标准》的要求。血液包装袋上必须标明：血站的名称及其许可证号；献血者的姓名（或条形码）、血型；血液品种；采血日期及时间；有效期及时间；血袋编号（或条形码）；储存条件。

特殊血型需要从外省、自治区、直辖市调配血液的，由供需双方省级人民政府卫生行政部门协商后实施，实施中由需方血站对血液进行再次检验，保证血液质量。

血站应当制定重大灾害事故的应急采供血预案，并从血源、管理制度、技术能力和设备条件上保证预案的实施，满足应急用血的需要。血站必须严格执行《中华人民共和国传染病防治法》及其实施办法规定的疫情报告制度。

> **知识链接**
>
> 为确保血液质量和减少献血者在献血过程中的不必要的反应，献血者在献血前一天和献血的当天，需注意以下一些问题：(1)献血前一天晚上不要饮食过饱，献血的前两餐不要吃肉、鱼、蛋、牛奶、豆制品及油腻食物。要吃一些清淡饮食，以防止血液浑浊，影响血液质量。(2)要保持献血前一晚的良好睡眠，献血前也不要空腹，以免在献血过程中出现头晕、心慌、出汗等一些反应。(3)献血前两天如有感冒、发烧、咳嗽等应暂缓献血。(4)准备献血前还可以阅读一些献血宣传资料，以解除和减轻思想负担，减少献血中不必要的反应。

三、临床用血

《中华人民共和国献血法》规定无偿献血的血液必须用于临床，不得买卖。临床用血的包装、储存、运输，必须符合国家规定的卫生标准和要求。医疗机构对临床用血必须进行核查，不得将不符合国家规定标准的血液用于临床。为保障公民临床急救用血的需要，国家提倡并指导择期手术的患者自身储血，动员家庭、亲友、所在单位以及社会互助献血。为保证应急用血，医疗机构可以临床采集血液，但应当依照《中华人民共和国献血法》规定，确保采血用血安全。医疗机构临床用血应当制定用血计划，遵循合理、科学的原则，不得浪费和滥用血液。医疗机构应当积极推行按血液成分针对医疗实际需要输血，具体管理办法由国务院卫生行政部门制定。国家鼓励临床用血新技术的研究和推广。

公民临床用血时只交付用于血液的采集、储存、分离、检验等费用；无偿献血者临床需要用血时，免交前述费用；无偿献血者的配偶和直系亲属临床需要用血时，可以按照省、自治区、直辖市人民政府的规定免交或者减交前述费用。

由卫生部根据《中华人民共和国献血法》和《医疗机构临床用血管理办法》（试行）制定并于 2000 年 10 月 1 日起实施的《临床输血技术规范》规定，临床医师和输血医技人员应严格掌握输血适应证，正确应用成熟的临床输血技术和血液保护技术，包括成分输血和自体输血等。二级以上医院应设置独立的输血科（血库），负责临床用血的技术指导和技术实施，确保贮血、配血和其他科学、合理用血措施的执行。

四、临床输血的程序

为在各级医疗机构中推广科学、合理的用血技术，杜绝血液的浪费和滥用，保证临床用血的质量和安全，卫生部根据《医疗机构临床用血管理办法（试行）》，组织专家制定了《临床输血技术规范》，于 2000 年 6 月 1 日颁布实施。《临床输血技术规范》规定临床输血时须遵守以下规定程序。

1. 申请输血

申请输血应由经治医师填写《临床输血申请单》，由主治医师核准签字，连同受血者血样于预定输血日期前送交输血科（血库）配血。经治医师应向患者或其家属说明输同种异体血的不良反应和经血传播疾病的可能性，征得患者或家属的同意，并在《输血治疗同意书》上签字。

2. 受血者血样采集与送检

确定输血后，医护人员持输血申请单和贴好标签的试管，当面核对患者各项信息，采集血样。由医护人员或专门人员将受血者血样与输血申请单送交输血科（血库），双方进行逐项核对。

3. 交叉配血

受血者配血试验的血标本必须是输血前 3 天之内的。输血科（血库）要逐项核对输血申请单、受血者和供血者血样，正确无误时可进行交叉配血。

4. 血液入库、核对、贮存

全血、血液成分入库前要认真核对验收。

5. 发血

配血合格后，由医护人员到输血科（血库）取血。取血与发血的双方必须共同查对相关信息，准确无误时，双方共同签字后方可发出。

6. 输血

由两名医护人员核对交叉配血报告单及血袋标签各项内容，检查血袋有无破损渗漏，血液颜色是否正常。准确无误方可输血。输血过程中应先慢后快，再根据病情和年龄调整输注速度，并严密观察受血者有无输血不良反应，如出现异常情况应及时处理。

五、血液制品的管理

为了加强血液制品管理，预防和控制经血液途径传播的疾病，保证血液制品的质量，国务院卫生行政部门对全国的原料血浆的采集、供应和血液制品的生产、经营活动实施监督管理。

县级以上地方各级人民政府卫生行政部门对本行政区域内的原料血浆的采集、供应和血液制品的生产、经营活动实施监督管理。

1. 原料血浆的管理

原料血浆是指专用于血液制品生产原料的血浆。由国家统一规划、设置的单采血浆站采集。

2. 血液制品生产经营单位的管理

新建、改建或者扩建血液制品生产单位，经国务院卫生行政部门根据总体规划进行立项审查同意后，由省、自治区、直辖市人民政府卫生行政部门审核批准。

血液制品生产单位必须达到《药品生产质量管理规范》规定的标准，经国务院卫生行政部门审查合格，并依法向工商行政管理部门申领营业执照后，方可从事血液制品的生产活动。严禁血液制品生产单位出让、出租、出借以及与他人共用《药品生产企业许可证》和产品批准文号。

开办血液制品经营单位，由省、自治区、直辖市人民政府卫生行政部门审核批准。血液制品经营单位应当具备与所经营的产品相适应的冷藏条件和熟悉所经营品种的业务人员。

3. 监督管理

县级以上地方各级人民政府卫生行政部门负责本行政区域内的单采血浆站、供血浆者、原料血浆的采集及血液制品经营单位的监督管理。省、自治区、直辖市人民政府卫生行政部门负责本行政区域内的血液制品生产单位的监督管理。省、自治区、直辖市人民政府卫生行政部门每年组织一次对本行政区域内单采血浆站的监督检查并进行年度注册。设区的市、自治州人民政府卫生行政部门或者省、自治区人民政府设立的派出机关的卫生行政机构每半年对本行政区域内的单采血浆站进行一次检查。

国家药品生物制品检定机构及国务院卫生行政部门指定的省级药品检验机构，应当对血液制品生产单位生产的产品定期进行检定。国务院卫生行政部门负责全国进出口血液制品的审批及监督管理。

六、法律责任

1. 行政责任

《中华人民共和国献血法》规定，有下列行为之一的，由县级以上地方人民政府卫生行政部门予以取缔，没收违法所得，可以并处十万元以下的罚款：①非法采集血液的；②血站、医疗机构出售无偿献血的血液的；③非法组织他人出卖血液的。

血站违反有关操作规程和制度采集血液，责令改正；对直接负责的主管人员和其他直接责任人员，依法给予行政处分。

临床用血的包装、储存、运输，不符合国家规定的卫生标准和要求的，责令改正，给予警告，可以并处一万元以下的罚款。

血站违反《中华人民共和国献血法》规定，向医疗机构提供不符合国家规定标准的血液的，责令改正；情节严重，造成经血液途径传播的疾病传播或者有传播严重危险的，限期整顿，对直接负责的主管人员和其他直接责任人员依法给予行政处分。

医疗机构的医务人员违反规定，将不符合国家规定标准的血液用于患者的，责令改正；对直接负责的主管人员和其他直接责任人员，依法给予行政处分。

卫生行政部门及其工作人员在献血、用血的监督管理工作中，玩忽职守，造成严重后果，尚不构成犯罪的，依法给予行政处分。

2. 民事责任

血站违反有关操作规程和制度采集血液，给献血者健康造成损害的，应当依法赔偿；医疗机构的医务人员违反规定，将不符合国家规定标准的血液用于患者的，给患者健康造成损害的，应当依法赔偿。这种赔偿主要是财产责任，即应承担当事人的医疗费、生活补助费、误工工资等损害赔偿责任；造成当事人死亡的，还应承担死者的丧葬费、遗属抚恤金等。

3. 刑事责任

《中华人民共和国献血法》规定，非法采集血液，血站、医疗机构出售无偿献血的血液，非法组织他人出卖血液；血站违反有关操作规程和制度采集血液，给献血者健康造成损害的；血站违反规定，向医疗机构提供不符合国家规定标准的血液的，情节严重，造成经血液途径传播的疾病传播或者有传播严重危险的；医疗机构的医务人员违反规定，将不符合国家规定标准的血液用于患者的，给患者健康造成损害的，构成犯罪的，对直接负责的主管人员和其他直接责任人员依法追究刑事责任。卫生行政部门及其工作人员在献血、用血的监督管理工作中，玩忽职守，造成严重后果，构成犯罪的，依法追究刑事责任。

《中华人民共和国刑法》危害公共卫生罪中第三百三十三条规定，非法组织他人出卖血液的，处五年以下有期徒刑，并处罚金；以暴力、威胁方法强迫他人出卖血液的，处五年以上十年以下有期徒刑，并处罚金。有前款行为，对他人造成伤害的，依照《中华人民共和国刑法》第二百三十四条规定，故意伤害他人身体的，处三年以下有期徒刑、拘役或者管制。致人重伤的，处三年以上十年以下有期徒刑；致人死亡或者以特别残忍手段致人重伤造成严重残疾的，处十年以上有期徒刑、无期徒刑或者死刑。

《中华人民共和国刑法》危害公共卫生罪中第三百三十四条规定，非法采集、供应血液或者制作、供应血液制品，不符合国家规定的标准，足以危害人体健康的，处五年以下有期徒刑或者拘役，并处罚金；对人体健康造成严重危害的，处五年以上十年以下有期徒刑，并处罚金；造成特别严重后果的，处十年以上有期徒刑或者无期徒刑，并处罚金或者没收财产。经国家主管部门批准采集、供应血液或者制作、供应血液制品的部门，不依照规定进行检测或者违背其他操作规定，造成危害他人身体健康后果的，对单位判处罚金，并对其直接负责的主管人员和其他直接责任人员，处五年以下有期徒刑或者拘役。

第六节 母婴保健法律制度

××女子医院的 W 医生，在 2007—2008 年期间多次为怀孕 14 周以上的孕妇进行非法人工终止妊娠术，××医院鼓励并允许其聘任的 W 医生进行违法行为，直接受益几十万元。

相关部门在打击"非法胎儿鉴定、非法终止妊娠"工作中发现 2007 年以来，××女子医院在明知政策不允许而且没有取得计生证明的情况下，多次为怀孕 14 周以上的孕妇进行了非法人工终止妊娠术。遂对××女子医院作出了吊销《母婴保健技术服务许可证》的决定，责令其停业整改三个月，进行整改自纠，并给予了相应的经济处罚，吊销了 W 医生的执业资格。

☆ ××医院和 W 医生的行为违反了哪些法律？

☆ 根据相关部门做出的处罚决定，××医院和 W 医生承担的是什么责任？

一、母婴保健法律制度概述

1. 母婴保健法的概念

母婴保健法是调整保障母亲和婴儿健康、提高出生人口素质活动中产生的各种社会关系的法律规范的总称。母亲与婴儿的健康状况不仅反映其本身的健康问题，还反映社会人群的整体健康水平，反映整个国家的政治、经济、文化的整体水平。母婴保健直接关系到社会的稳定、家庭的稳定、儿童的生存与发展，因此具有特别重要的意义。

2. 母婴保健立法

在我国，保障妇女和儿童的健康权利，一直受到党和政府的重视。1949 年发表的《共同纲领》明确规定了"保护母亲、婴儿和儿童的健康"。1954 年以来的几部宪法中都规定了保护母亲和儿童的条款。为了贯彻宪法的规定，《中华人民共和国婚姻法》、《中华人民共和国妇女权益保障法》、《中华人民共和国未成年人保护法》对保护妇女和儿童的健康都作了规定。

1994 年 10 月 27 日，第八届全国人大常委会第十次会议通过了《中华人民共和国母婴保健法》，自 1995 年 6 月 1 日起施行。这是新中国成立以来我国第一部保护妇女儿童健康的法律，是宪法对人民健康和对妇女、儿童保护原则规定的具体化。2001 年 6 月，国务院颁布了《母婴保健法实施办法》。卫生部制定了《婚前保健工作规范》、《孕前保健服务工作规范（试行）》、《全国城乡孕产期保健质量标准和要求》、《全国城市围产保健管理办法》、《农村孕产妇系统保健管理办法》、《产前诊断技术管理办法》、《母婴保健医学技术鉴定管理办法》、《关于禁止非医学需要的胎儿性别鉴定和选择性别的人工终止妊娠的规定》等规章。

《中华人民共和国母婴保健法》及其配套法规规章的制定，妇女和儿童发展纲要的实施，充分显示了党和政府对我国妇女儿童健康的关怀和重视，有利于提高人口素质；有利于改善农村和边远贫困地区妇女儿童的健康状况；有利于实现我国政府对国际社会的承诺；有利于发展我国妇幼卫生事业，保障妇女儿童健康，促进家庭幸福、民族兴旺和社会进步。

二、婚前保健

1. 婚前保健服务内容

婚前保健服务，是指对准备结婚的男女双方，在结婚登记前所进行的婚前卫生指导、婚前卫生咨询和婚前医学检查服务。

根据《中华人民共和国母婴保健法》及其实施办法的规定，医疗保健机构应当通过婚前保健服务，对准备结婚的男女双方提供与结婚和生育有关的生殖健康知识，并根据需要提出医学指导意见。

（1）婚前卫生指导　是指对准备结婚的男女双方进行的以生殖健康为核心，与结婚和生育有关的保健知识的宣传教育。婚前卫生指导包括：有关性卫生的保健和教育；新婚避孕知识及计划生育指导；受孕前的准备、环境和疾病对后代影响等孕前保健知识；遗传病的基本知识；影响婚育的有关疾病的基本知识；其他生殖健康知识。

（2）婚前卫生咨询　包括婚配、生育保健等问题的咨询。医师应当为服务对象提供科学的信息，对可能产生的后果进行指导，并提出适当的建议。

（3）婚前医学检查　医疗保健机构对准备结婚的男女双方可能患影响结婚和生育的疾病进行医学检查。婚前医学检查项目包括询问病史，体格检查，常规辅助检查和其他特殊检查。婚前医学检查应当遵循《婚前保健工作规范》并按照婚前医学检查项目进行。经婚前医学检查，医疗保健机构应当向接受婚前医学检查的当事人出具婚前医学检查证明，并应列明是否发现下列疾病：在传染期内的指定传染疾病；在发病期内的有关精神病；不宜生育的严重遗传性疾病；医学上认为不宜结婚的其他疾病。实行婚前医学检查的地区，准备结婚的男女双方在办理结婚登记前，应当到医疗保健机构进行婚前医学检查。

2. 婚前医学检查意见

经婚前医学检查，对患指定传染病在传染期内或者有关精神病在发病期内的，医师应当提出医学意见；准备结婚的男女双方应当暂缓结婚。医疗保健机构应当为其治疗提供医疗服务；对诊断患医学上认为不宜生育的严重遗传性疾病的，医师应当向男女双方说明情况，提出医学意见，经男女双方同意，采取长效避孕措施或者施行结扎手术后不生育的，可以结婚，但《中华人民共和国婚姻法》规定禁止结婚的除外。

婚前医学检查由县级以上妇幼保健院或经设区的市级以上卫生行政部门指定的医疗机构承担，不宜生育的严重遗传性疾病的诊断由省级卫生行政部门指定的医疗保健机构负责。医疗保健机构对婚前医学检查不能确诊的，应当转诊；当事人也可以到卫生行政部门许可的医疗保健机构进行确诊。接受婚前医学检查人员对检查结果持有异议的，可以申请医学技术鉴定，取得医学鉴定证明。

三、孕产期保健

1. 孕前保健服务内容

孕前保健，是指以提高出生人口素质，减少出生缺陷和先天残疾发生为宗旨，以为准备怀孕的夫妇提供健康教育与咨询、健康状况评估、健康指导为主要内容的保健服务。孕前保健是婚前保健的延续，是孕产期保健的前移。

根据卫生部 2007 年颁布的《孕前保健服务工作规范（试行）》，医疗保健机构应当为公民提供下列孕前保健服务。

（1）健康教育与咨询　医疗保健机构应热情接待夫妻双方，讲解孕前保健的重要性，介绍孕前保健服务的内容及流程。通过咨询、讲座及健康资料的发放等，为准备怀孕的夫妇提供健康教育服务。

（2）健康状况检查　医疗保健机构通过咨询和孕前医学检查，对准备怀孕夫妇的健康状况作出初步评估。针对存在的可能影响生育的健康问题，提出建议。

孕前医学检查（包括体格检查、实验室和影像学等辅助检查）应在知情选择的基础上进行，同时应保护服务对象的隐私。

（3）健康指导　医疗保健机构根据一般情况了解和孕前医学检查结果对孕前保健对象的健康状况进行综合评估。遵循普遍性指导和个性化指导相结合的原则，对计划怀孕的夫妇进行怀孕前、孕早期及预防出生缺陷的指导等。

2. 孕前保健服务实施

(1) 加强组织领导 卫生行政部门应争取政府领导的重视,与人口和计划生育、民政、妇联、残联、教育、文化和广电等有关部门合作,积极支持医疗保健机构开展孕前保健服务工作。有条件的地区可与民政、人口和计划生育等部门积极配合,广泛联系新婚夫妇,通过社区卫生服务机构或居民委员会,向每一对准备怀孕的夫妻宣传孕前保健。

各级卫生行政部门可根据实际情况,制定孕前保健服务的实施办法及服务规范,建立相应的管理制度及服务评估标准;组织由妇产科、儿科、妇幼保健、健康教育及其他相关学科业务骨干组成的技术指导组,对孕前保健服务人员进行技术培训和指导,对孕前保健服务机构进行考核,不断提高服务水平。

(2) 加强管理,规范开展孕前保健服务

① 开设孕前保健服务门诊。医疗保健机构可根据自身实际情况,开设孕前保健服务门诊,将具有良好人际沟通技能和综合服务能力的专业人员作为孕前保健服务的业务骨干;同时,合理利用现有房屋和设备,制定具体的孕前保健服务流程和规章制度。有条件的医疗保健机构可尝试婚前、孕前、孕期、产时、产后保健"一条龙"等系统化生育健康服务。在孕产期保健管理的基础上,加强生育健康服务的管理。

② 建立孕前保健资料档案。建立孕前保健资料档案,及时进行资料的汇总、统计和分析。有条件的地方要逐步实行电子化管理,并与现行的孕产期系统管理相衔接。

③ 积极探索孕前保健服务模式。各级妇幼保健机构要在卫生行政部门的领导下,积极探索符合当地实际的孕前保健服务模式;同时,切实承担起本辖区孕前保健服务的技术指导、培训、资料收集和汇总等工作。

(3) 孕前保健宣传 利用广播、电视、报刊等多种媒体,广泛宣传孕前保健的必要性和主要内容,唤起全社会特别是新婚夫妇以及准备生育的夫妇的积极参与。同时,以群众喜闻乐见的形式,利用"亿万农民健康教育行动"、"相约健康社区行"、"科技文化卫生三下乡"等活动,将预防出生缺陷的科普知识送到农村、城市社区,引导群众树立"生健康孩子,从孕前做起"的观念。

> **知识链接**
>
> 母婴保健法中提及的指定传染病,是指《中华人民共和国传染病防治法》中规定的艾滋病、淋病、梅毒、麻风病以及医学上认为影响结婚和生育的其他传染病;严重遗传性疾病,是指由于遗传因素先天形成,患者全部或者部分丧失自主生活能力,后代再现风险高,医学上认为不宜生育的遗传性疾病;有关精神病,是指精神分裂症、躁狂抑郁型精神病以及其他重型精神病;产前诊断,是指对胎儿进行先天性缺陷和遗传性疾病的诊断。

四、法律责任

1. 行政责任

医疗、保健机构或者人员未取得母婴保健技术许可,擅自从事婚前医学检查、遗传病诊断、产前诊断、终止妊娠手术和医学技术鉴定或者出具有关医学证明的,由卫生行政部门给予警告,责令停止违法行为,没收违法所得;违法所得5000元以上的,并处违法所得3倍以上5倍以下的罚款;没有违法所得或者违法所得不足5000元的,并处5000元以上2万元以下的罚款。

从事母婴保健技术服务的人员出具虚假医学证明文件的，依法给予行政处分；有下列情形之一的，由原发证部门撤销相应的母婴保健技术执业资格或者医师执业证书：因延误诊治，造成严重后果的；给当事人身心健康造成严重后果的；造成其他严重后果的。

违反《中华人民共和国母婴保健法》规定进行胎儿性别鉴定的，由卫生行政部门给予警告，责令停止违法行为；对医疗、保健机构直接负责的主管人员和其他直接责任人员，依法给予行政处分。进行胎儿性别鉴定两次以上的或者以营利为目的进行胎儿性别鉴定的，并由原发证机关撤销相应的母婴保健技术执业资格或者医师执业证书。

2. 民事责任

母婴保健工作人员在诊疗护理过程中，因诊疗护理过失，造成病员死亡、残废、组织器官损伤导致功能障碍的，应根据《医疗事故处理条例》的有关规定，承担相应的民事责任。

3. 刑事责任

根据《中华人民共和国母婴保健法》规定，取得相应合格证书的从事母婴保健的工作人员由于严重不负责任，造成就诊人员死亡，或者严重损害就诊人身体健康的，依照《中华人民共和国刑法》第三百三十五条医疗事故罪追究刑事责任。

根据《中华人民共和国母婴保健法》规定，未取得国家颁发的有关合格证书，施行终止妊娠手术或者采取其他方法终止妊娠，致人死亡、残疾、丧失或者基本丧失劳动能力的，依照《中华人民共和国刑法》第一百三十四条、第一百三十五条的规定追究刑事责任。

■ 分析与思考

一、单项选择题

1. 国家对传染病防治的方针是（　　　）。
   A. 预防为主　　　　　　　　　　B. 防治结合、分类管理
   C. 依靠科学、依靠群众　　　　　D. 以上三项

2. 国家实行有计划的预防接种制度，对儿童实行（　　　）制度。
   A. 计划免疫　　　B. 预防接种　　　C. 预防接种证　　　D. 疫苗接种

3. （　　　）发现传染病病人或者疑似传染病病人时，应当及时向附近的疾病预防控制机构或者医疗机构报告。
   A. 医疗机构　　　　　　　　　　B. 采供血机构
   C. 疾病预防控制机构　　　　　　D. 任何单位和个人

4. 医疗机构应当实行传染病（　　　）、（　　　）制度，对传染病病人或者疑似传染病病人，应当引导至相对隔离的分诊点进行初诊。
   A. 隔离、消毒　　　B. 预检、分诊　　　C. 分类、隔离　　　D. 定点、隔离

5. 国家对患有特定传染病的困难人群实行（　　　），减免医疗费用。
   A. 医疗救济　　　B. 困难补助　　　C. 医疗救助　　　D. 医疗照顾

6. 医疗卫生机构应当建立医疗废物的暂时贮存设施、设备，不得露天存放医疗废物；医疗废物暂时贮存的时间不得超过（　　　）天。
   A. 1　　　　　　B. 3　　　　　　C. 5　　　　　　D. 2

7. 国家实行无偿献血制度。国家提倡（　　　）的健康公民自愿献血。
   A. 18～55周岁　　B. 18～50周岁　　C. 16～55周岁　　D. 16～50周岁

8. 《血站执业许可证》有效期为（　　　）年。

A. 3   B. 2   C. 5   D. 4

9. 国家根据非处方药的（   ），将非处方药分为甲类和乙类。

A. 质量   B. 有效性   C. 安全性和有效性   D. 安全性

10. 血站对献血者每次采集血液量一般为（   ）毫升，最多不得超过（   ）毫升，两次采集间隔期不少于（   ）个月。

A. 200；400；3   B. 200；600；6   C. 200；400；6   D. 300；500；4

11. 国家（   ）设置以营利为目的的脐带血造血干细胞库等特殊血站。

A. 批准   B. 可以批准   C. 不批准   D. 有计划地批准

12. 接受婚前医学检查的人员对检查结果持有异议的，可以申请（   ）。

A. 行政复议   B. 仲裁   C. 医学鉴定   D. 行政裁决

二、案例分析

2008 年 10 月 6 日，国家食品药品监督管理局接到云南省食品药品监督管理局报告，云南省红河州 6 名患者使用了标示为黑龙江省完达山制药厂（2008 年 1 月更名为黑龙江完达山药业公司）生产的两批刺五加注射液出现严重不良反应，其中有 3 例死亡。10 月 7 日，国家食品药品监督管理局同卫生部组成联合调查组，对事件原因展开调查后发现：完达山药业公司生产的刺五加注射液部分药品在流通环节被雨水浸泡，完达山药业公司云南销售人员张某从完达山药业公司调来包装标签，更换后销售；中国药品生物制品检定所、云南省食品药品检验所在被雨水浸泡药品的部分样品中检出多种细菌。结合案例请回答以下问题。

1. "刺五加"事件产生问题的主要原因是什么？

2. 完达山药业有限公司的行为是否违法？判定依据是什么？

3. 对"刺五加"事件处理应由哪个部门负责？处罚依据是什么？

4. 对"刺五加"事件的处罚结果是什么？

三、问答题

1. 我国传染病如何分类？

2. 食品生产经营有哪些法律规定？

第十章

新时期护理工作面临的法律问题

随着国家法律、法规的不断健全和完善，医学科学知识和法制观念的不断普及，病人的法律意识和经济意识不断增强。一旦发生医患纠纷，病人的合法权益受到损害，处理结果涉及的往往就是法律责任和赔偿问题。

随着时代发展，尤其是生命科学和生物技术的不断发展，引发医学领域许多重大变革，诸如"安乐死"、人体试验、器官移植、辅助生殖、行为控制等一系列新的科学技术逐步应用在医疗领域。然而由于法律的滞后性，加上人们思维方式、生活习惯等差异，上述新技术在医疗领域的应用带来很多伦理和法律问题，因此探讨新时期护理工作中的法律问题，对于强化护理人员的法律意识，用法律规范护士的行为，提高护理人员在工作中防范风险的能力具有十分重要的意义。由于篇幅所限，本章只从"安乐死"、人体试验、器官移植三个方面来探讨有关法律问题，希望借此引起广大医护工作者的重视。

第一节 安 乐 死

1984 年 10 月，陕西汉中王某的母亲夏某被医院诊断为：肝硬化腹水。1986 年初，夏某病情加重，腹胀伴严重腹水，多次昏迷。在这期间，夏某一直靠在家自己买些药物维持生命。1986 年 6 月 23 日，夏某病危，王某与其大姐、二姐、妹妹一起将其母送往汉中市传染病医院治疗。入院当日，医院就给患者家属发了病危通知书，后经常规治疗，症状稍有缓解，但夏某仍感到疼痛难忍，喊叫想死。6 月 25 日，王某向主管医生蒲某询问其母病情，蒲某说治疗无望。王某问该院院长其母是否还有救，院长摇了一下头说："病人已是晚期，现在不行了。"王某说："既然我妈的病没有救，能不能采取措施，让她免受痛苦？"院长说："不行，在国外，对绝症可以进行所谓'安乐死'，但我国没有立法。"王某再次向院长要求给其母采取"安乐死"，并与院长进行了辩论，院长仍不同意。但是，看着母亲痛苦的样子，王某心里特别难受。此时，母亲骨瘦如柴，身体已经不像人样了，而且常年卧床，背上长满了褥疮，后背已经烂了，稍微翻动一下身子就痛得厉害，几次都要拿裤带把自己勒死……与其让母亲承受这样的痛苦，不如寻求一种使母亲能够解脱的方式，所以王某和妹妹将减轻母亲痛苦的希望寄托到"安乐死"上。6 月 28 日上午，王某和他的妹妹又到医生蒲某的办公室，要求给母亲实施"安乐死"。蒲某先是不同意，后因王某和其妹苦苦哀求，并表示愿意承担一切责任，蒲某便先给夏某办理了出院手续（实际并未出院），后给夏某开了 100 毫克复方冬眠灵处方一张，在处方上注明"家属要求'安乐死'"，并让王某也在处方上签了名。王某颤颤巍巍地在处方上签了字，他知道一笔下去就意味着母亲生命的终结，但是也代表着母亲从此就不再忍受非人的痛苦，所以他态度坚决，没有退缩。当天中午到下午，医院实习生蔡某和值班护士分两次给夏某注射了冬眠灵。6 月 29 日凌晨 5 时，夏某离开人世。

母亲安详地去了，王某的人生却掀起了巨大的波澜。他不但被抓了两次，还担着"杀母"的罪名。夏某死亡后，王某的大姐、二姐为了让医院赔偿其母的医疗费用和埋葬费用找了院长，院长让她们向检察机关控告。1986 年 7 月 3 日，两人向汉中市公安局、检察院控告蒲某故意杀人。汉中市公安局遂对此案立案侦查，并于 9 月 20 日以故意杀人罪将蒲某、医生李某、王某及其妹 4 人收容审查。王某的两个姐姐见其弟和其妹被收审，颇感后悔，多次要求撤诉，但公安和检察机关以此案属于公诉案件为由拒绝了。王某此次被关押 3 个月，同年 12 月 20 日，公安机关对 4 名被告人解除收审，转为取保候审。1988 年 2 月，汉中市人民检察院就此案向汉中市中级人民法院提起公诉。当时此案在国内法学界和新闻界引起强烈反响，经媒体披露后，在全国形成了第一次"安乐死"讨论的高潮。当时担任最高人民法院院长的任建新同志批示：此案要公开审理。汉中市中级人民法院于 1990 年 3 月对此案进行了公开审理，并报至最高人民法院。在最高法院"不作犯罪处理"的批复下，汉中法院于 1992 年 3 月做出终审判决。王某及蒲某无罪的法理依据是：社会危害性是犯罪最基本的属性，是刑事违法性和应受惩罚性的基础，是区分罪与非罪的重要标志，"安乐死"不仅不具有社会危害性，而且对社会是有益的，所以不应认为是犯罪。

几年后荷兰派出专家组专赴中国，荷兰"安乐死"能合法化，此案法理成为其重要理由。17 年后，胃癌晚期的王某要求"安乐死"，但被拒绝。他临终前表示，不能如愿很遗憾。经历了漫长而痛苦的折磨，8 月 3 日凌晨 3 时 30 分，他终于走完了多舛的一生。他的死让"安乐死"这个沉重的话题再回到人们的面前。

☆你了解"安乐死"吗？请谈谈你的理解。

☆你认为"安乐死"应该立法吗？

人的生老病死就像月亮的阴晴圆缺一样有其自身规律，从来不以人的意志为转移。死亡是生命的必然结果，所以人类应该坦然面对生与死的交替。医疗保健条件的改进和医术的不断提高使得人类的平均寿命不断提高，也使不少患者得以康复，延长生命，但是仍有不少患者在医学无法克服的绝症面前经受病痛的折磨，只能在漫长的病痛折磨中等待死亡。这些在病痛折磨下苦苦挣扎的绝症患者促使人们思考采取死亡的方式来结束这种求生不能、求死不得的困境，于是"安乐死"的问题渐渐被人们提上日程。

一、"安乐死"的概念

"安乐死"英文译为"Euthanasia"，含义是无痛苦地幸福地死亡。如何界定"安乐死"的概念争议极大，它直接关系到"安乐死"的合法性及实施"安乐死"的标准。一般来说，"安乐死"指对无法救治的病人停止治疗或使用药物，让病人无痛苦地死去。

我国的定义指患不治之症的病人在垂危状态下，在病人和亲友的要求下，经医生认可，用人道方法使病人无痛苦地结束生命。"安乐死"可分积极"安乐死"和消极"安乐死"，也称主动"安乐死"和被动"安乐死"。

消极"安乐死"是对死期临近，并受疾病折磨的危重病人，应病人及家属的要求，停止抢救措施，如停止给药、输液、吸氧、关掉心搏器或人工呼吸机等维持生命活动的一切措施，任其自然死去。

积极"安乐死"是对病人膏肓无药可救、痛不欲生的病人，注射过量的麻醉药或其他致死药物，无痛苦地促其结束生命。

二、"安乐死"的现状

自从 20 世纪 30 年代开始，西方国家就有人开始要求允许"安乐死"，但是由于人们对"安乐死"的认识不够，社会上大多数人反对"安乐死"。随着时代和人们观念的更新，赞成"安乐死"的人数开始上升，到 20 世纪 90 年代以来，支持"安乐死"的人们越来越多，数据显示，美国、法国支持"安乐死"的比率分别为 90％和 85％。

> **知识链接**
>
> 2001 年 4 月 10 日，荷兰议会上院以多数票通过"安乐死"法案，该法案在 2002 年 4 月 1 日正式生效，荷兰成为世界上第一个将"安乐死"合法化的国家。该法案规定 12 岁以上的病人在身患不治之症、难以接受痛苦的治疗情况下，在考虑成熟后，可以自愿向医生提出以"安乐死"的方式结束自己的生命，其主治医生则必须就病人的要求至少征询一位其他医生的意见，并同病人讨论除"安乐死"之外挽救生命的其他方法。当一切努力均不可能时，方可实施"安乐死"。实施"安乐死"的手段必须是医学方法，或由主治医生向病人发放药物，病人自己服食中止生命；或由主治医生使用药物，帮助病人结束生命。
>
> 联合国人权委员会对荷兰的行动表示谴责，称这将使医生对帮助病人变得麻木不仁，导致"安乐死"的滥用。据荷兰"安乐死"评估委员会的统计数字，2000 年，荷兰正式登记实施"安乐死"的有 2123 例，其中有 1893 例为身患绝症的癌症病人。

在我国，立法者对"安乐死"一直抱有保守态度，但是"安乐死"的话题越来越受到关注。我国第二军医大学长海医院对 313 名不同人群的调查显示：93.6％的人赞成实施"安乐死"，其中医务人员赞成者为 98.4％，法学界人士赞成者占 90％，一般人群为 90.1％。尽管人们逐渐认识到"安乐死"合法化的积极意义，"安乐死"在我国以公开或者隐秘方式进行已久。据上海某大医院统计，在 1983—1985 年间，563 例晚期恶性肿瘤和主要内脏器官严重衰竭不可逆转的病人中，有 26％是因为自己或者家属请求而停止抢救致死的。尽管近年来不少人大代表和政协委员也有"安乐死"立法的呼吁和提议，不少学者也纷纷撰文阐述实施"安乐死"的必要性和可行性，但"安乐死"在医学界和法学界仍有很大争议，世界各国仍然对"安乐死"采取消极或至少是谨慎的态度。因为这首先关系到人们对生命的态度或是对生命价值的批判标准，最重要的是"安乐死"与生命权的关系。施行"安乐死"需要广泛的社会基础，尽管"安乐死"在我国已经讨论了许多年，但很多人对此还不太了解或完全不知。北京松堂关怀医院曾对到该院义务服务的数千名大学生进行调查，结果表明 90％以上的大学生从未接受过死亡教育，更有人忌讳谈死，对人是否有选择死亡的权利、选择死亡的方式也知之甚少。所以我国目前还没有有关"安乐死"的立法。

三、安乐死立法思考

由于我国法律并未对"安乐死"加以规范，在实践中就存在法律适用的不一致。案例中提到的陕西汉中地区我国首例"安乐死"案件，1991 年 4 月，在最高法院批复精神的指导下，二审根据刑法第十三条"情节显著轻微，危害不大，不认为是犯罪"的规定，对本案的两名被告人作出无罪判决。而 2001 年 10 月，上海闵行区法院对上海首例"安乐死"案件以故意杀人罪判处被告梁万年有期徒刑 5 年，法院引用刑法第二百三十二条的规定认定被告人犯故意杀人罪，但量刑时减轻处罚。两案除去致被害人死亡形式、方法和地点不同之外，其他方面都相似，但司法机关的判决却天壤之别。这种立法和司法上对"安乐死"问题的不明确态度，造成了以下几个不利影响。

1. 患者的利益得不到应有的保护

"安乐死"行为虽然目前在立法上属于空白，但这并不能杜绝其在现实生活中的发生，相反法律的空白还容易被部分别有用心的人钻空子。1998年12月20日《报刊文摘》报道，上海一些医院已经在悄悄地进行"安乐死"，都是患者要求，由医生帮助其早日"安乐死"。这中间有没有家属子女借"安乐死"之名故意杀人的，我们无法考证。所以，在立法上回避"安乐死"问题，不仅不能杜绝"安乐死"行为的实际发生，相反容易使"安乐死"行为被不良分子利用来钻法律的空子。而解决这个问题的有效方法是，将"安乐死"行为附严格条件地非罪化，也就是为"安乐死"行为制定一部法规来规定严格的制度和程序，只有法律对"安乐死"采取正视而不是回避的态度才能真正有效地保护患者的合法权益。

2. 立法滞后

"安乐死"目前在我国立法上的空白，使各地司法机关在其司法实践中，对于"安乐死"的案件是否定罪和量刑依据没有统一的法规可循，司法机关在处理这一类问题上十分棘手。

3. 缺乏普遍适用性

时代在进步，法制也必须修改，我们不能用一部几十年前的法律来对待现代的问题。随着人们生活水平的提高，追求生活质量的愿望的提升，在一些大城市中人们越来越接受"安乐死"，而司法机关的现有态度显然不能从根本上解决"安乐死"问题。

4. 指导思想不够明确

我国民族众多，各地发展水平也不尽相同，有些地域差异很大，虽然有些地区的人积极倡导"安乐死"立法，但在一些思想落后的地区，人们仍然遵守"杀人偿命"旧的儒家思想，从而导致许多愚昧的杀人惨案，在今天这个文明的时代，我们是不是有义务或者说是有必要，改变他们的处境，制定一些通俗的法制来改造这些地区。"安乐死"的行为，也应该有明确的指导思想，不以规矩，无以成方圆。

5. 决定审批程序不够规范

我国目前的"安乐死"的处理方式，大多具有刑罚性，这些措施没有严格而明确的适用对象、适用条件和适用程序，各地区对"安乐死"的处罚不协调，量刑上又有很大的差异，具有较大的易被滥用的余地。

据卫生部和国家计生委的有关统计，我国每年死亡人数接近1000万，其中有100多万人是在极度痛苦（如癌症晚期的剧烈疼痛）中离开人世的。这100多万死亡者中有相当多的人曾要求过"安乐死"，但因无法律根据和法律保护而被拒绝。现在"安乐死"已经成为一个重要的社会问题，濒死患者为解除临终前的极度痛苦，并捍卫自己的尊严，提高生命的质量，就死亡过程和方式提出要求，法律作为一种规范社会的工具，应当对此问题加以明确规范。

但同时也应该看到目前我国对"安乐死"的研究还不深入，对"安乐死"的概念、"安乐死"的适用对象、"安乐死"的法律性质、"安乐死"的实施条件以及"安乐死"立法的伦理学依据等的研究都很不够。有关的专家学者应该针对有关的问题，借鉴国外的相关成果，结合中国的实际情况，进行积极的研究和论证，以期尽快达成共识，为"安乐死"在我国合法化奠定基础。"安乐死"是否已成为社会的普遍需要而亟须立法呢？且不说身患绝症处于死亡边缘的患者群体占我国人口的比例很小，就是在这样的群体中，还有许多患者有强烈的求生欲望，并在医生及亲人的支持协助下，顽强地与病魔抗争或寻求临终期的积极生存意义。因此，现代意义的"安乐死"在我国并不具有普遍的社会需求。即使到本世纪末，"安乐死"也未必成为社会大众的普遍需要，因为求生是人的本能，不到万不得已谁都不愿意放弃自己的生命。

总之，"安乐死"的论争，涉及一定历史条件下的生命观、死亡观，属于意识形态的范畴。作为意识形态，它将随着经济的发展，社会的进步而发生相应的变化，这从争论的历史发展中已经可以清楚地看到。因此，当社会文明、人道、法治、医疗、福利水平发展到一个相当高的水准的时候，"安乐死"就有其立法的必要性和可能性了。

第二节　人 体 试 验

半个多世纪前，日本 731 部队使用活体人类进行生物武器与化学武器的效果试验；美国政府曾在国内对疾病患者及囚犯开展不道德的人体试验，包括让精神病患者感染肝炎病毒、让囚犯吸入流感病毒、向慢性病患者注射癌细胞。其中不少试验项目由政府资助，一些试验用于研发药物和治疗方法，一些则只是为满足好奇心，没有生成实际成果。又如，1946 年到 1948 年间，在美国政府在危地马拉进行的艾滋病医学试验中，美国医疗人员在受害者不知情或者未经受害者允许的情况下故意让数百名当地人感染上淋病和梅毒。直到 2010 年 10 月美国国务卿希拉里·克林顿和美国卫生与公众服务部长凯瑟琳·西贝利厄斯才就这一非法人体试验表示道歉。

正因曾经的这些非法人体试验，使现代人始终对人体试验持有怀疑态度。即便 1964 年 6 月在第 18 届世界医学协会联合大会上就已通过《赫尔辛基宣言》，要求任何以人类为试验对象的研究都要通过这一准则的伦理审查。即对受试者或对他人的风险和受益进行预测比较，并采取各种措施尊重受试者的隐私，使研究对受试者的生理和精神的完好性以及对其人格的影响降至最低限度。而医生在没有充分预测其危害之前，绝不可以开展包括人体受试者在内的研究项目。如发现危害大于利益，医生应停止任何研究。

☆你了解人体实验吗？请谈谈你的看法。

一、人体试验的概述

无论是西方还是中国，医学中的科学试验最初都是在动物中进行的，如英国的医生哈维（1578～1657）在狗身上发现了"动物的心血运动"——血液循环。那时医学中科学试验主要在动物、微生物、人的离体组织和分泌物、包括人的尸体上进行，也就是说局限在基础医学的试验室中。动物试验可以给临床医学以很大的帮助，但由于动物与人有很大差异，临床医学中的研究对象是人，医学的发展离不开人体试验，动物试验不能代替人体试验，例如青霉素这一对人体十分有用而又安全的重要药物，对于常用的医学试验动物——豚鼠却是剧毒药。现代的医学伦理学承认人体试验是医学发展所需要的，建立在科学的基础上的人体试验对医学的发展有重要意义，但为了防止人体试验的滥用，各国又规定了许多严格的限制。

人体试验（human subject research），也称医学人体试验，是指以人体为试验对象，通过在人体上的试验获取试验者所需资料的试验。

医学的发展需要进行一定的人体试验，以取得经验。为了解药物的最低有效剂量和治疗的效果、药物的安全性、适应症状以及禁忌或者是与其他药物的交互作用、比较旧药和新药之间的不同，需要一些患有特别疾病的人来试验。

由于人体试验的特殊性，20世纪60年代一些临床药理学家首先在药物疗效的临床验证方面，总结出伦理学可以接受的人体试验方法——临床药理学中的药效动力学方法；70年代一些临床学家又将科学的人体试验的方法全面地应用到临床研究的各方面，建立了临床流行学。

检验新药临床疗效的人体试验称为临床验证，中国药品管理法规定：新药的临床试验分三期：一期临床试验是验证新药在人体内的可接受性及在人体内的药物代谢动力学，一般在健康人中进行；二期临床试验是疗效的验证，是新药验证的最重要的阶段，需要选择病人并设立对照组（给予安慰剂）；三期临床试验是通过前两期后，新药在临床推广应用后的监测，目的是及时发现较少见或潜伏期较长的毒副作用。凡不符合上述规定的人体试验，应视为非法。受试者从正常成年人及适宜的病人中选择，均以自愿为原则，男女数量最好相等，例数应视验证的需要而定，妊娠妇女和儿童（除非儿科方面的特殊需要）不作为受试者。并应强调：必须自始至终对受试者的安全负责，必须准备好应付意外的急救措施，对用药后的不良反应要给予有效的治疗。应给予受试者必要的报酬。

二、人体试验面临的法律问题

非法人体试验行为呈现多样化趋势。非法人体试验行为不仅包括我国现有刑法侵害生命健康的犯罪所规定的行为，而且包括试验者对受试者隐瞒真相、虚假陈述和告知，利用受试者与试验者的依赖关系使受试者做出了意思表示不真实的表达，或者与受试者签订了具有欺骗性的知情同意书面文件，或者与法律授权的受试者代表串通进行损害受试者利益的意思表示等行为。后者侵害了受试者的知情同意权，严重侵害或者威胁着受试者的生命健康，已经具有相当的社会危害性。

> **知 识 链 接**
>
> 我国1994年《医疗机构管理条例》、1998《中华人民共和国执业医师法》、2003年《药物临床试验质量管理规范》以及2007年《涉及人的生物医学研究伦理审查办法（试行）》等法律条文对人体试验进行了详细规定。然而，我国刑法中并无惩治非法人体试验行为的明确规定。

面对人体试验行为日益常态化、多样化的趋势，从长远看我国刑法典对非法人体试验行为的惩治力度和周全性方面呈现出明显的弱势。当前我国刑法应对非法人体试验采取"参照规制模式"，难以有效惩处非法人体试验行为，有必要单独设立非法人体试验罪。

1. 非法人体试验的危害行为

非法人体试验罪的危害行为是指违反医事行政法的规定，以人体为受试对象进行的尝试性研究。2003年我国国家食品药品监督管理局颁布的《药物临床试验质量管理规范》第四条明确规定，"所有以人为对象的研究必须符合《世界医学大会赫尔辛基宣言》，即公正、尊重人格、力求使受试者最大程度受益和尽可能避免伤害。"《世界医学大会赫尔辛基宣言》规定了知情同意原则、收益大于风险原则和伦理评价原则等开展人体试验的基本原则。按照我国医事行政法的规定，人体试验的展开必须遵循法律规定的原则。

非法人体试验罪的危害行为具体表现为：①违背知情同意原则进行非法人体试验的行为。②违反收益大于风险原则进行非法人体试验的行为。③违反伦理评价原则进行非法人体试验的行为。

2. 非法人体试验的医学标准

人体试验的手段和方式具有尝试性，如果行为在医学标准上不具有尝试性，而是一种已经为医学界所公认的医治方式，则行为不是人体试验。此外，非法人体试验的医学标准判断还表现为人体试验过程中试验方案的设计、施行以及修改等是否符合医学标准的判断。为保障人体试验受试者的生命健康，试验方案是否科学有效需要进行医学标准判断，试验方案的设计、施行以及修改都应当在医学上具有科学性和合理性。

3. 非法人体试验违法性的判断与被害人同意

人体试验中被允许的、在限定范围内不以治疗为目的的行为并不是指性转换手术、丰胸和隆鼻等纯粹的美容整形手术以及体育运动中侵害健康人身体和精神的行为，因为这些行为都是在"社会的相当性"范围内被容许的行为。所以，冒着生命的高度危险或者像截肢这样的对身体完整性产生重大影响的干涉行为，即使受试者有真实的同意在法理上也不能被允许。

对于冒着生命危险或者重大伤害危险实施的人体试验需要作出说明。人体试验有临床治疗性的人体试验和非临床治疗性的人体试验。对于非临床治疗性的人体试验，涉及生命危险或者重大伤害危险的被害人同意当然不能作为违法阻却事由。

对于临床治疗性的人体试验而言，如果受试者的生命健康已经面临严重的威胁，在穷尽了其他一切治疗手段时仍难以治愈，受试者的生命或者重大健康的受损是难以避免的，这时涉及生命危险或者重大伤害危险的被害人同意应当被允许作为违法阻却事由。由于在这种情形下被害人的生命或者重大健康受损是必然的，现有的医疗条件无法提供有效的治疗，如果不允许临床治疗性人体试验的展开，这对于被害人本人而言也是不公平的，违背了收益与风险衡量的原则。

三、人体试验的伦理评价

人体试验所面临的首要问题是什么样的人可以接受人体试验，什么样的人体试验可以进行以及如何进行人体试验，这也正是对人体试验应该进行伦理评价的基本问题。人体试验中人们往往最关注的是结果或效果，但伦理学的评价应当是一个综合评价过程，一般来说，需要从试验的对象、试验者的动机、试验的方法和试验的结果四个方面进行综合评价。

1. 试验对象评价

人体试验需要大量的各类不同的受试者参加，从纵向看包括胚胎、胎儿、新生儿、儿童、青年、老年人、临终者以及尸体；从横向看包括各类不同病症的病人、正常人，还包括各类特殊人员，如收容人员、囚犯等。

不同的人体试验对象所体现的人体试验的道德价值是不同的，但都有一个共同点是人体试验必须保护、尊重和促进人的生命价值和尊严。任何人体试验都存在一定的风险和可能的损害，因而必须强调对受试者的利益和尊严负责，其中最重要的是取得受试者的知情同意和自由选择，避免任何形式的强迫和欺骗。

2. 试验动机和目的评价

一般情况下，人体试验为了病人受益者的医疗和健康，为了医学的发展和人类的健康而进行，是符合道德的动机和目的的。但是，在现代生物医学中，由于受试者处于实质上的被动地位和弱势状态，试验者的动机在道德伦理上就显得至关重要。如果一个试验是为了追求个人的名利，这种试验虽对医学科学发展有利，却对病人受试者造成伤害，那么该试验是否符合道德就值得探讨。

3. 试验方法和结果评价

人体试验的基本道德要求就是不造成伤害。从人体试验方法看，试验可以是有伤害的，也可以是无伤害的，而无伤害往往是相对的。因为多数人体试验方法预先很难预测结果，试验方法往往是有伤害的。不同的试验方法对病人受试者的价值也不一样，其中包括利大于害、利害不明、有害无利等情况。

作为医生和试验者应在尊重人的价值原则和医学目的原则的基础上选择最佳的试验方案，尽量减少对受试者的伤害。即要求所采用的试验方法应该是利大于害，或局部损害可以治疗恢复，或人的身心健康基本不受影响；利害不明的试验方法应慎重运用，严格把关；对有害无利，害大于利的试验方法则应禁止应用。

四、人体试验的原则

从人体试验的道德实质和伦理价值分析出发，人体试验应当坚持以下四个方面的伦理原则，以规范人体试验的具体行为和过程，使之符合医学伦理原则的要求。

1. 知情同意原则

知情同意原则在人体试验中包括三个方面的要求：一是用适合预备试验对象的方式告知其足够的信息，这些信息包括试验的目的、方法、预期效益，特别是试验可能产生的危害和试验对象在任何时候有拒绝或退出试验的权力。二是预备试验对象能够理解上述情况，并理解和接受试验措施有尚未完全成熟的可能。三是试验对象应在没有被强迫和不正当影响的情况下，自由自愿地作出试验与否的决定，并签署书面知情同意书。

2. 有利无伤原则

有利无伤原则在人体试验中要求：在试验中应收集全部有关医学资料，进行必要的成熟的动物试验；科学严密地设计有效安全的试验程序；充分估计试验的好处和风险，充分有效地预备安全防护及补救措施；试验应在具有相当学术和经验的专业人员亲自监督下进行。

3. 医学目的原则

人体试验的直接指向和目的是在宏观上发展医学、积累医学知识、为人类的健康服务，医学目的是人体试验的基本原则。任何背离这一目的的人体试验都是不道德的。

坚持医学目的原则，就要求试验者在医学科学研究中不断补充医学和人体试验知识，提高运用和发展这种知识的能力，以避免不合医学目的的人体试验；还要避免为获取医学知识而不顾人体试验手段方法的正确性、道德性和科学性；更要禁止违背人道、有损医学、危害社会和人类进步的人体试验。人体试验的道德性和价值就在于以道德和科学的方法达到发展医学、增进人类健康和促进社会进步的目的。

4. 试验对照的原则

试验对照原则要求分组随机化，对照组和试验组要有齐同性、可比性和足够的样本。从而保证试验结果的客观性。

五、特殊人群参加人体试验的法律问题

为规范涉及人的生物医学研究和相关技术的应用，保护人的生命和健康，维护人的尊严，尊重和保护人类受试者的合法权益，卫生部印发了《涉及人的生物医学研究伦理审查办法（试行）》。《办法》规定，涉及人的生物医学研究不得使用欺骗、利诱、胁迫等不正当手段使受试者同意受试，允许受试者在任何阶段退出受试。对于丧失或者缺乏能力维护自身权利和利益的受试者（脆弱人群），包括儿童、孕妇、智力低下者、精神病人、囚犯以及经济条件差和文化程度很低者，应当予以特别保护。

1. 未成年人

在世界范围内，经常出现使用儿童进行人体试验的情况。未成年人参与某些试验在医学上是非常有意义的，如对儿童期疾病或儿童特别易感的疾病的研究。但由于未成年人与成年人相比，无论是在生理上还是心理上都存在着相当大的区别，所以对是否允许其参与人体试验，存在着不同的意见。有人认为，为保护未成年人的正当权利，应绝对禁止进行未成年人人体试验。

在进行涉及儿童的研究之前，研究者必须确保：以成人为受试对象，研究不能同样有效地进行；研究的目的是获得有关儿童健康需要的知识；每位儿童的父母或法定代理人给予了许可；获得每位儿童在其能力范围内所给予的同意（赞成）；儿童拒绝参加、或拒绝继续参加研究将得到尊重。

2. 妇女

任何的试验，对孕妇来说，所要承担的风险和可能得到的利益都是两个人：孕妇和胎儿。在进行试验前，应使孕妇全面了解试验可能会给自己和胎儿带来的影响，同时，应当征求其丈夫的意见。在试验过程中，试验者要时刻监控孕妇及胎儿对试验措施的反应，遇到情况及时解决，避免采用一些可能给孕妇和胎儿造成不良后果的试验措施。在试验中，孕妇或胎儿如果出现严重不良反应或可能会给她们带来严重后果时，应向伦理委员会和食品药品监督管理局通报并记录在案，必须改变试验措施或停止试验。

孕妇作为受试者，有特殊的情况需要讨论。应假定孕妇有资格参加生物医学研究。研究者和伦理审查委员会应确保已怀孕的可能受试对象被充分告知了有关她们自己、她们的身孕、胎儿和她们的后代以及她们的生育力的风险和受益。仅在针对孕妇或其胎儿特有的健康需要、或孕妇总体的健康需要，并且如果合适，有来自动物试验、尤其是关于致畸和致突变风险的可靠证据予以支持，才能在该人群中实施研究。

3. 囚犯

是否可以用囚犯进行人体试验，在现代社会仍存在支持与反对两种截然相反的观点。考虑到囚犯的特殊身份和其所处的环境，一般的情况下，不能以囚犯作为受试者。

首先，人体试验的根本原则是知情同意，囚犯所处的特殊地位以及试验者对待囚犯可能出现的心理上的微妙变化会影响他们对试验的认知。即使能够做到知情，囚犯们也可能由于悔罪、急于立功、希望获得减刑、假释等原因接受人体试验，其动机与人体试验的初衷不符。进一步讲，我们很难判断囚犯参与人体试验究竟是自愿，还是出于外部压力，不管这种压力采取了何种方式。

其次，囚犯虽然因其实施了危害社会的行为必须受到一定的惩罚，但依刑法的一般规定，对其适用的刑罚方法可以是剥夺财产、政治权利、限制人身自由直至终结其生命，但不能强迫囚犯必须接受人体试验并以此作为惩罚方法或诱惑手段。

第三，在人权保护日益受到重视的今天，即使是囚犯，法律没有剥夺或限制的权利，仍然应得到充分的尊重，这是一个国家法制文明、政治文明、精神文明的表现。

第三节　器　官　移　植

一位 5 岁女孩患肾炎继发肾功能衰竭住院三年，一直做肾透析，等候肾移植。经父母商讨，同意家人进行活体移植。经检查：其母因组织类型不符被排除，其弟年纪小也不适宜，其父中年、组织类型符合。医生与其父商量用为供者，但其父经一番思考决定不做供者，并恳请医生告诉他的家人他不适合做供者，因他怕家人指责他对子女没有感情，医生虽不大满意还是按照他的意图做了。

☆ 医生"说谎"道德吗？其父的做法对吗？并说明理由。

一、器官移植概述

1. 器官移植的涵义

器官移植（organ transplant）是将一个器官整体或局部从一个个体用手术方式转移到另一个个体的过程。其目的是用来自供体的好的器官替代损坏的或功能丧失的器官。

提供器官的一方为器官移植的供体，可以是在世的人，也可以是刚刚去世的人。接受器官的一方为器官移植的受者。

2. 器官移植的历史发展

1970 年，医学界科学家发现了组织相容性（即对异体生理组织起同样的作用）的类别之后，器官移植手术越来越多。到 1989 年，器官移植技术日趋成熟。英国的亚库布教授在近 10 年时间进行了 1000 例心脏移植手术，5 年以上存活率约 80％。1989 年，美国进行了世界首例心、肝、肾同时手术。日本东京女子医科大学的太田和夫教授成功地进行了首例异血型肾移植手术，将一 B 血型母亲的肾脏移植到她的 O 血型儿子的身上。澳大利亚、英国、美国还进行了活供体肝脏移植手术，如把母亲的肝的一部分移植给其肝损伤的孩子。奥地利因斯布鲁克市的赖蒙德·玛格赖特尔大夫及其医疗组对一位 45 岁男性病人进行了一次移植 4 个器官的手术并获得成功。这次移植的器官为胃、肝、胰腺和小肠，手术历时 13 个小时。器官移植发展迅速的一个重要原因是较好地解决了抗排异问题。

知识链接

1989 年，美国发明了高效能抗排异药物环孢素（FK 506）。此药可制止人体排斥异体器官，为同时移植几个器官创造了条件。在解决移植器官不足的问题上，美、英学者还独辟蹊径，研究用少量肝细胞长成完整肝的方法，已取得很大成功。

中国也先后施行了胃、肝、心、肺、脾等移植手术，其中胰岛移植、甲状腺移植、肾上腺移植、胸腺移植以及睾丸移植等达到了国际先进水平。

3. 器官移植的种类

要移植的器官若为成对的器官（如肾），可取自尸体，也可取自自愿献出器官的父母或同胞；而整体移植的单一器官（如心、肝），只能取自尸体。

移植于原来解剖部位，叫做原位移植，如原位肝移植，必须先切除原来有病的器官；而移植于其他位置则称为异位移植或辅助移植，原来的器官可以切除也可以保留。若移植的器官丧失功能，还可以切除，并施行再次、三次甚至多次移植。

一次移植两个器官的手术叫做联合移植，如心肺联合移植。同时移植 3 个以上器官的手术叫多器官移植。移植多个腹部脏器（如肝、胃、胰、十二指肠、上段空肠）时，这些器官仅有一个总的血管蒂，移植时只需吻合动、静脉主干，这种手术又名"一串性器官群移植"。现在还不能用动物器官作移植，因为术后发生的排斥反应极为猛烈，目前的药物不能控制，移植的器官无法长期存活。

4. 可以接受器官移植的脏器

心脏　由各种病因导致的心脏衰竭的病人，心脏移植是唯一的治疗方法。

肺脏　终末期良性肺部疾病的患者，经过传统内科治疗无法治愈，但估计尚有 1～3 年存活希望，可考虑进行肺移植手术来改善身体状况。

肝脏　处于良性肝病末期，无法用传统内科手术治疗的患者，肝脏移植是唯一的方法。

肾脏　当一些疾病对肾脏产生损害，肾脏不能发挥正常的生理功能时，就会逐渐发展为肾功能不全，氮质血症，其终末期就是尿毒症。挽救尿毒症患者生命的方法包括透析和肾脏移植。

胰脏　胰脏移植多数是与肾脏移植同时进行的，主要用于治疗晚期糖尿病、I 型糖尿病和胰切除后糖尿病。

除了上述器官，尚有患有脾脏、小肠等器官疾病的人可以通过接受移植手术获得治愈。

二、我国器官移植的立法现状和原则

1. 立法现状

在人们为器官移植的成功喜悦的同时，需要面对许多复杂的法律问题。我国现有的法律不能应对因器官移植技术引起的相关纠纷的处理。因此，必须有法律规则用于可能出现的法律纠纷的解决。

为了进一步规范人体器官移植，保证医疗质量，保障人体健康，维护公民的合法权益，国务院于 2001 年 3 月 21 日通过了《人体器官移植条例》，自 2007 年 5 月 1 日起已经实施。该条例对器官捐献和器官移植的相关问题进行了立法规制，是我国当前人体器官移植方面最重要的法律依据。

2. 人体器官移植立法应遵循的原则

（1）供体捐献者利益优先原则　在进行器官捐赠及移植时必须首先考虑供者权利不可侵犯性。首先考虑供者的身体健康和生命安全，特别要保护精神病人和青少年利益不受侵犯，禁止将精神病人作为器官移植的供体。在其本人或近亲属需要进行器官移植时，在同等条件下，可优先接受器官移植手术，并在相关费用方面，根据当地政府的有关规定享受减免等优惠。

（2）优先考虑其他医疗方法原则　人体器官移植应为解决医学问题的最后措施，在无其他方法时才可应用。卫生行政部门应从专业技术上将之予以规范，如要求作出技术标准，对实施人体器官捐献移植的医院和医师审定资格和类别，并对人体器官保存库和人体器官信息库的设置作出明确规定。

（3）无偿捐献原则　供移植用的人体器官应当是无条件捐献的，但由于移植用器官的供不应求，器官捐献者变相收费和医生收取介绍器官捐献者费用的事偶有发生，也会导致一系列违法犯罪行为，如盗窃、走私人体器官，非法贩卖儿童作为移植器官的供体等，这样器官商业化必然走向器官移植目的的反面。

（4）移植机构将实行准入制　　只有具备一定技术条件、医疗设备和技术人员的医疗机构才能从事器官移植。

> **知识链接**
>
> 　　近年来民众对于人体器官捐赠的观念已经基本形成，人们对人体器官捐赠的认识越来越理性，这是人体器官移植得以广泛应用的基础。许多人已经能够接受人体器官移植造福人类的观念。有关部门专家、学者及新闻媒体，不遗余力地致力于对器官捐献有关知识的宣传普及工作，越来越多的人开始关注人体器官移植问题，并最终加入到志愿捐献者队伍中。
>
> 　　但是传统刑法不足以应付器官移植中出现的新问题，使器官移植的研究和临床应用都受到极大限制。另外，由于法律规定的不明确，人体器官也有被滥用的危险。由于人体器官供体极度匮乏，致使实践中出现了一系列问题：如器官捐献者变相收费，医生收取介绍器官捐献费，以捐献器官作为免除昂贵医疗费的代价，私自摘取尸体器官，甚至在网上明码标价公开出售人体器官等，这些现象的存在，严重损害了人的尊严和价值观，扰乱了正常的社会秩序、医疗秩序。人体器官移植立法可以促进我国器官移植工作更加规范化地进行，更好地造福人类，切实保护医患双方的合法权益，为解决人体器官移植中出现的一些矛盾冲突，以及为严厉打击人体器官移植领域中出现的一系列违法犯罪行为提供了明确的法律依据和可靠的法律保障。

■ 分析与思考

一、案例分析题

1998 年 3 月 26 日，宋先生陪发烧的儿子小宋去医院看病。经检查他被告知儿子患了最严重的 M4 型白血病。他顿时昏倒在椅子上，难以相信身高 1.8 米、体质一直很好的儿子会患上俗称血癌的白血病。经过近两个月的治疗，小宋的病情暂时稳定而且出院了，但医生告诫说，这种类型的白血病随时会复发。

宋先生从此踏上了救治儿子的艰辛之路。他抱着一线希望来到了上海市红十字会"中国骨髓库"。在历经第 20 次骨髓配对、支付了 20000 元费用之后，奇迹出现了，医生通知说骨髓配对成功。后来情况突变，获悉那位女大学生的母亲不同意提供骨髓。心急如焚的宋先生想见一见供髓者的母亲。按照国际惯例，骨髓供者与患者不能见面，提供骨髓保密是纪律，他只好恳求红十字会帮助救救儿子的性命，去说服一下女大学生家长。

上海市红十字会医生被宋先生的执著所感动，与那位大学生的母亲进行了联系，对该大学生的母亲讲解了宋氏一家的遭遇和捐献骨髓的知识，以求打消女大学生母亲的顾虑，可惜该母亲死活不肯，女大学生也失去了报名时的勇气顺从了母意。

为了儿子，为了圆儿子的大学生梦想，宋先生又一次恳求红十字会帮助，医生无可奈何地回答："宋先生你另想办法吧"。时间对小宋就是生命，听说有一位台湾骨髓捐献志愿者来上海探亲，宋先生从他那里获得了台湾慈济骨髓库的电话并取得联系，寄去小宋的血样和 40000 多元人民币，经过检索、配对，终于获得成功，并取得那位研究生同意自愿无偿捐献骨髓。遗憾的是，这时小宋的骨髓里又发现了癌细胞，白血病复发，并失去了再生的可能！不久小宋便离开了这个世界。宋先生夫妇为了答谢那些帮助过他们的人们，为了拯救需要骨髓移植的白血病人，为了震醒那些昏聩的人们的良知，他们怀着失去儿子的悲痛，去上海市红十字会中华骨髓库办理了无偿捐献骨髓的手续。

　　问题：1. 在我国供体严重短缺的原因是什么？

　　　　　2. 供体来源有哪些途径，都存在哪些伦理问题？

　　　　　3. 为了扩展器官来源，器官是否可以商业化？

　　　　　4. 脑死亡在器官移植中有何意义？

二、问答题

　　1. 我国司法对于"安乐死"是如何界定的？

　　2. 经患者家属书面请求并承诺自己承担责任，护士对患者实施"安乐死"，是否还要追求护士的法律责任？为什么？

　　3. 什么是人体试验？人体试验应该坚持哪些原则？

　　4. 什么是器官移植？人体器官移植应遵循什么原则？

参 考 文 献

[1] 哈特. 法律的概念. 北京：中国大百科全书出版社，1996.

[2] 法律出版社法规中心. 中华人民共和国常用法律大全. 北京：法律出版社，2009.

[3] 吴崇其. 卫生法学. 北京：法律出版社，2005.

[4] 李小妹. 护理学导论. 北京：人民卫生出版社，2009.

[5] 李淑迦. 护理与法. 北京：北京大学医学出版社，2008.

[6] 刘义兰，赵光红. 护理法律与病人安全. 北京：人民卫生出版社，2009.

[7] 杨芳. 卫生法学. 合肥：中国科技技术大学出版社，2007.

[8] 王永惠. 护理学临床实习指南. 上海：同济大学出版社，2011.

[9] 姜丽芳. 卫生法律法规. 北京：人民军医出版社，2012.

[10] 汪峰. 卫生法律法规. 北京：人民卫生出版社，2008.

[11] 蔡维生. 常用卫生法律法规. 北京：人民卫生出版社，2003.

[12] 樊立. 公共卫生法律法规与监督学. 北京：人民卫生出版社，2007.

[13] 白昕. 护理与法. 北京：人民军医出版社，2011.

[14] 赵同刚. 卫生法学. 第 3 版. 北京：人民卫生出版社，2008.

[15] 樊立华. 卫生法学. 北京：人民卫生出版社，2004.

[16] 王峰. 卫生法律法规. 北京：人民卫生出版社，2008.

[17] 达庆东，徐青松. 护理法导论. 上海：复旦大学出版社，2009.